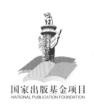

国家出版基金项目
NATIONAL PUBLICATION FOUNDATION

海洋与人类

科普丛书

总主编　吴立新

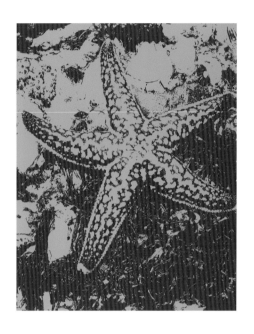

海洋药物
觅踪

于广利 ◎ 主编

中国海洋大学出版社
·青岛·

"海洋与人类"科普丛书

总主编 吴立新

编 委 会

主 任 吴立新

副主任 宋微波　刘文菁

委 员 吴立新　宋微波　冯伟民　于广利　张士璀　贾永刚
　　　　刘文菁　徐永成　杜同军　纪丽真　孙玉苗

总 策 划

刘文菁

执 行 策 划

徐永成　孙玉苗　孙宇菲　王 慧　董 超

海洋药物觅踪

主 编 于广利

  海洋，是生命的摇篮、风雨的故乡、资源的宝库、文化交流的通路、经贸往来的航道、国家安全的屏障。"海洋对于人类社会生存和发展具有重要意义。"

  海洋如同一位无私的母亲，始终慷慨地支撑着人类文明的进步。人类很早就"通舟楫之便，兴鱼盐之利"。随着时间的推移，海洋在人类社会的发展中发挥着越来越重要的作用。人类也从未停止过对海洋的探索与开发。历史告诉我们，"向海而荣，背海而衰"。

  我国是海洋大国，正在向海洋强国进发。2012 年党的十八大报告明确提出了"建设海洋强国"。2017 年党的十九大报告指出："坚持陆海统筹，加快建设海洋强国"。2022 年党的二十大报告指出："发展海洋经济，保护海洋生态环境，加快建设海洋强国。"习近平总书记强调："建设海洋强国是实现中华民族伟大复兴的重大战略任务。"

  提升全民尤其是青少年的海洋意识，培养海洋科技人才，是建设海洋强国的迫切需求和重要保障。科普，正是提升全民海洋意识快速而有效的途径。习近平总书记指出，科技创新、科学普及是实现创新发展的两翼，要把科学普及放在与科技创新同等重要的位置。科普教育可以引导人们亲海、爱海，增进人们对海洋的了解，激发人们认识海洋、探索海洋的热情，实现人海和谐共生的美好愿景。"海洋与人类"便是这样一套服务于海洋强国建设的科普丛书，它为我们打开了一扇通向海洋世界的大门。

  海洋孕育了生命。从第一个单细胞生物的诞生到创造美好生活的人类，从遨游于海洋到漫步于陆地，在几十亿年的光阴中，海洋母亲看着她的子孙成长和繁衍。《海洋生物溯古》带我们穿越久远的时光，了解海洋精灵们的前世今生。在这里，我们迎接地球上第一批生命的诞生，赞叹寒武纪生命大爆发的绚烂，见证鱼儿"挑战自我"勇敢登陆的高光时刻……我们感受到海洋生物演化的波澜壮阔，也不禁要思考海洋与生命的未来。

  海洋微生物是海洋里最不起眼的"居民"。它们的个头小到无法用肉眼直接看见。然而，它们具有非凡的能力，在维持地球生态系统平衡中发挥着关键作用，对人类的生活产生着重大而深远的影响。在《海洋微生物寻访》的陪伴下，我们一同走进海洋微生物的世界，观察它们身上独特的"闪光点"，了解这些奇特的小生命在海洋食品安全、海洋材料开发等方面给人类带来的困扰或帮助，为它们在海洋环境保护中发挥的积极作用点赞。

海洋母亲，为人类积蓄了千万"家产"，多金属结核便是其中之一。多金属结核具有重要的科学与经济价值，对深海多金属结核的开发将推动深海战略产业的发展。在《多金属结核探秘》中，我们将认识多金属结核的独特之处，知晓在海底"沉睡"许久的它是怎样被人类"唤醒"，并在人类社会中大放异彩的。多金属结核的开采会对海洋环境造成影响，面对这种情况，我们又该做些什么？答案就在这本书中。

癌症、心脑血管疾病、神经退行性疾病以及传染病等严重威胁着人类的健康。人类迫切需要创新药物研发路径。由于海洋环境复杂，生活于其中的形形色色的海洋生物，拥有着诸多结构新颖、作用显著的生物活性物质。这些生物活性物质，正是新药研发的源头活水。《海洋药物觅踪》打造了一个璀璨的舞台，为"蓝色药库"贡献力量的海洋生物"明星"华丽登场，其中既有我们熟知的珊瑚、海星，也有海鞘等"生面孔"。它们都可为我们的健康守护贡献力量。

没有海洋，便没有我们人类。人类对海洋的探索，改变着海洋，也推动着人类文明的不断进步。"建设海洋强国，必须进一步关心海洋、认识海洋、经略海洋"。"海洋孕育了生命、联通了世界、促进了发展。我们人类居住的这个蓝色星球，不是被海洋分割成了各个孤岛，而是被海洋连结成了命运共同体，各国人民安危与共。"总书记的讲话，回响在耳畔。亲爱的读者朋友，让我们阅读"海洋与人类"科普丛书，体悟海洋与人类千丝万缕的联系，感受人类探索海洋取得的丰硕成果，畅想海洋与人类更加美好的明天！

2024 年 3 月

　　海洋，浩瀚而深邃。传说中，那里居住着神仙和海怪，蕴藏着数不尽的宝藏。实际上，浩渺烟波中没有神与怪，有的是种类繁多、多姿多彩的海洋"居民"——玲珑的玻璃海绵、色彩斑斓的花笠水母、透明的玻璃乌贼、顶着"灯笼"的角鮟鱇……海洋世界，欣欣向荣。不过，广袤的海洋中，确实蕴藏着无尽的宝藏——丰富的生物资源、"沉睡"在海底的矿产、隐于海水中的盐、汹涌波涛所拥有的巨大能量……不要忘了，海洋还是药物的宝库呢。

　　海洋环境是复杂而独特的，有些海域的"生存条件"堪称严酷。生活于其中的"精灵"们，都身怀绝技，"生产"出诸多结构新颖、活性显著的物质。这些活性物质，是研发新药的宝贵资源。

　　你可能无法想象，人类目前重要的抗病毒药物阿糖腺苷和治疗白血病的药物阿糖胞苷最初的来源，竟然是一株加勒比海的海绵。肺结核在 20 世纪都还是非常可怕的疾病之一，"十痨九死"说的就是肺结核极高的致死率。而 20 世纪中叶科学家从地中海的一种海洋微生物的发酵培养液中发现了利福霉素，于是这种不治之症变得有药可医。利福霉素作为一线的抗结核药物挽救了数以万计肺结核患者的生命，目前还在世界卫生组织基本药物标准清单中。

　　为了人类的健康，龙康侯、管华诗等科学家向海问药，孜孜以求，在海洋动物、红树植物、海藻和海洋微生物的活性物质中寻找新的海洋药物。亲爱的读者朋友，你是否想了解与我们切身相关的海洋药物领域的蓬勃发展？是否希望沿着前辈的足迹，继续耕海探洋，为人类的健康保驾护航？

　　现在，就让我们翻开这本书，探索"蓝色药库"！

○ Contents ———————————————————————— 目录

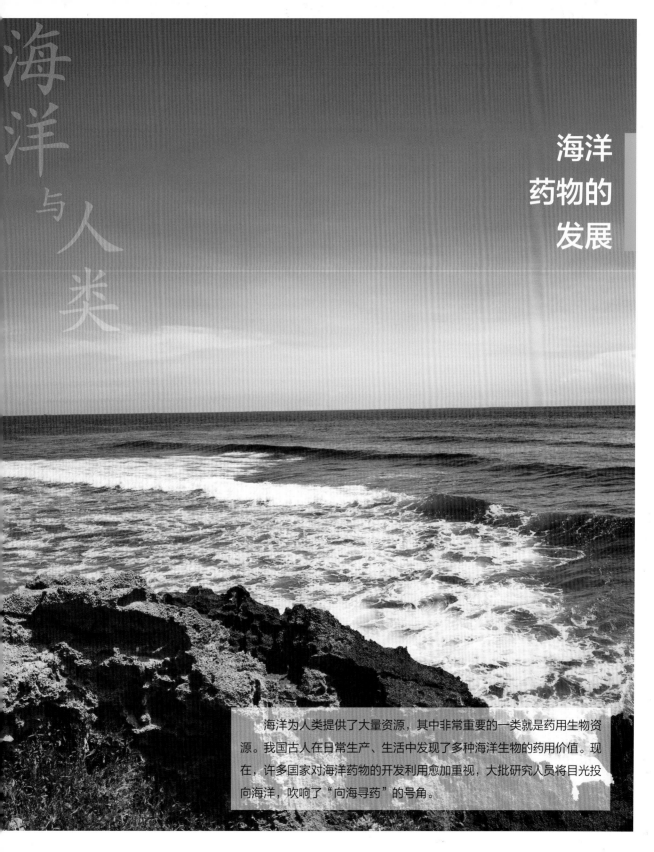

海洋
与
人
类

海洋药物的发展

海洋为人类提供了大量资源，其中非常重要的一类就是药用生物资源。我国古人在日常生产、生活中发现了多种海洋生物的药用价值。现在，许多国家对海洋药物的开发利用愈加重视，大批研究人员将目光投向海洋，吹响了"向海寻药"的号角。

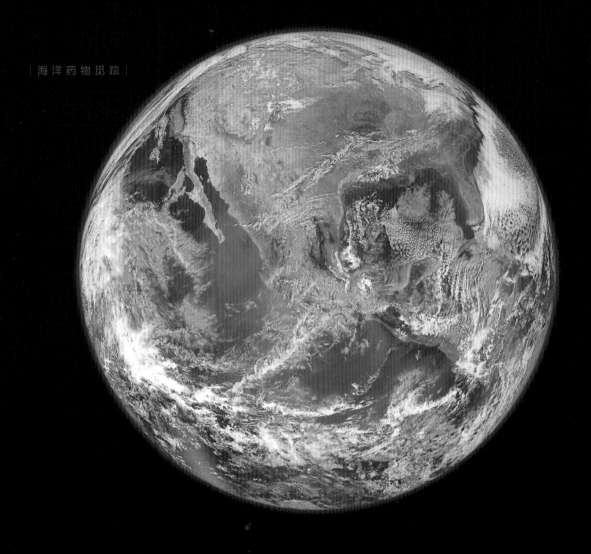

我们生活的地球约 71% 的表面被美丽的海洋所覆盖。海洋的生态环境相较于陆地的生态环境存在着较大的差异。海水盐度平均值为 35，随着水深的增加，海水压力逐渐增大，含氧量、光照程度都会逐渐降低。

能够生活在这般严酷条件下的海洋生物的生理适应能力显然比较强大，除此之外，海洋生物为了自身的生存与繁殖，还需要应对物种之间的生存竞争，因此许多海洋生物在漫长的进化过程中，往往积累了一些特殊物质。

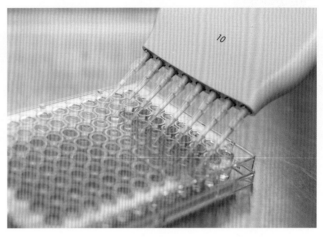

筛选活性成分

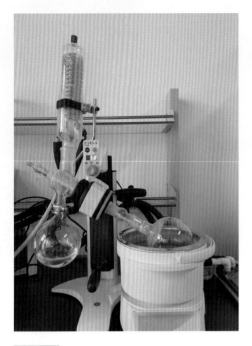

提取化合物

这些特殊物质，一方面可以帮助海洋生物抵御天敌，另一方面可用于物种之间的信息传递。研究人员以现代科学的手段对这些物质进行提取、分离、纯化，甚至"加工"，再进行多种生物活性的筛选，从中寻找具有成药潜力的化合物。

小链接

生物活性

生物活性是指某一种物质引起活体、活组织、活细胞发生功能改变的能力。与化合物成药相关的生物活性非常多，如抗肿瘤、抗菌、抗病毒、抗氧化等。研究人员会做生物活性测试来寻找具有成药潜力的化合物。例如，抗肿瘤活性就表现为被测试的化合物抑制肿瘤细胞增殖或组织生长，从而导致肿瘤细胞生长停滞或死亡。接下来根据这种活性，研究人员朝着做抗肿瘤药的方向进一步探索。

海洋——药物宝库

　　健康、快乐地生活是人类普遍的美好愿望，但是疾病始终威胁人类的生命健康。虽然科学一直在进步，某些恶性疾病已经被根除，对于肺结核、疟疾等曾经的不治之症也有了针对性的药物，但是对于多数心脑血管疾病、恶性肿瘤等目前并没有根治之法，患者饱受其害。根据国家癌症中心、国际癌症研究机构和智研咨询数据统计，我国 2015 年新发恶性肿瘤约 392.9 万例，死亡病例约 233.8 万，我国 2022 年新发恶性肿瘤约 482 万例，死亡病例约 321 万，肿瘤新发与死亡病例数量均占全球首位。虽然采取了多种防治措施，但新发肿瘤病例及死亡人数仍在增加，相关药物的研发依然任重道远。严重威胁公众安全的传染性疾病更是时有发生，仅近年来爆发的严重传染性疾病就有甲型 H1N1 流感、埃博拉出血热、新型冠状病毒肺炎等。此外，由于现代工业不断发展，人类居住的环境不断遭到破坏，环境污染导致多种新型疾病；随着全球逐步进入老龄化时代，包括阿尔茨海默病在内的多种老年疾病问题也日益突出。于是新药的研究与开发成为人

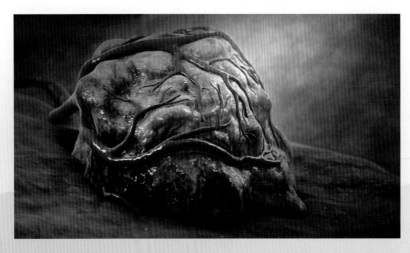

三维显示肿瘤

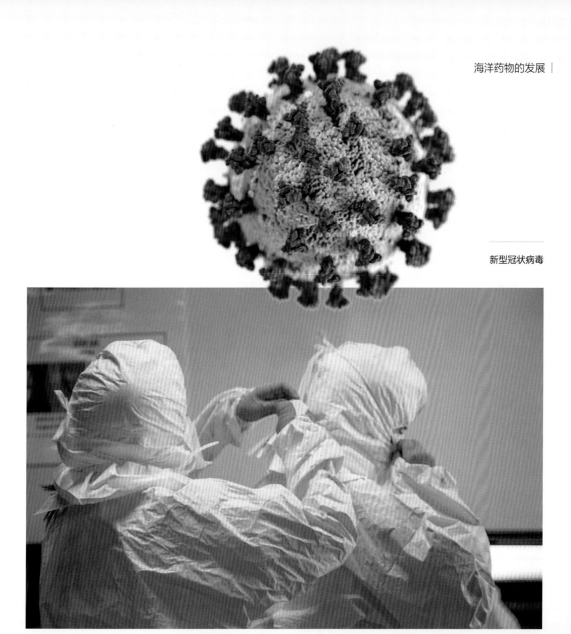

新型冠状病毒

疫情防控中的医务工作者

类迫切的需求。

　　自 20 世纪 50 年代起，许多发达国家的药物研究者将目光投向尚未被完全认识的"人类第二家园"——海洋。

　　全球海洋面积约 3.6 亿平方千米，海洋生物物种繁多，总生物量大，可以说海洋是一个庞大的生物资源宝库。相对于陆地环境，海洋

005

环境普遍具有高压、高盐、低温（部分海底热液口附近有高温）、寡营养的特点，为了适应这种生存环境，海洋生物形成了与陆生生物完全不同的生存方式。海洋生物体内含有一些具有特殊生理功能与活性的物质，这对于其适应海洋环境、应对天敌、种群间传递信息、捕食猎物等具有重要意义。现代科学研究表明，海洋生物中的多种化学成分对于人类某些疾病具有一定的药理作用。海洋药物便是以海洋生物中具有生物活性的成分为

小链接

寡营养

寡营养指水体或环境的生物生产力低，缺乏营养物质。

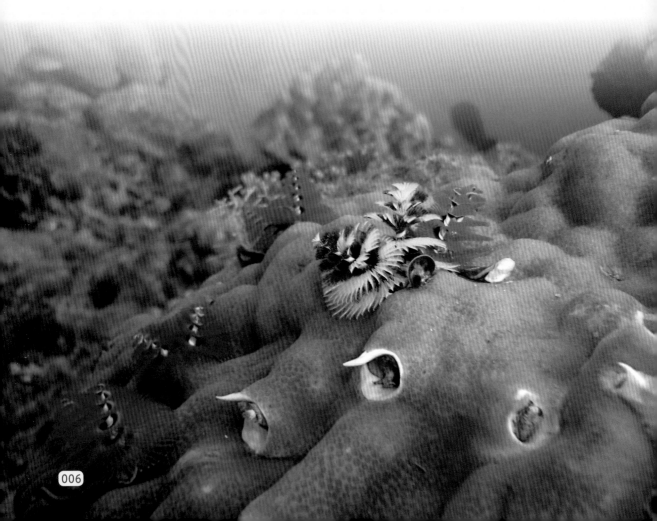

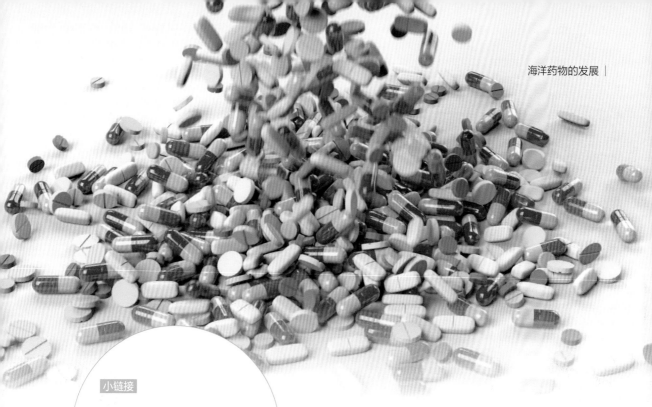

小链接

海洋天然药物

　　海洋天然药物是指以海洋生物为药源，采用现代方法和技术制得的药物。

小链接

临床试验

　　临床试验是指在人体（患者或健康志愿者）进行药物的系统性研究，以证实或揭示试验药物的作用、不良反应和/或试验药物的吸收、分布、代谢和排泄情况，目的是确定试验药物的有效性与安全性。一般而言，临床试验分为Ⅰ期、Ⅱ期、Ⅲ期和Ⅳ期临床试验。

基础开发研制而成的。

　　海洋天然药物的研究主要集中于海洋软体动物、藻类、微生物这三大类群。据不完全统计，全世界从海洋生物中分离得到的单体化合物已经超过 40 000 种，其中半数以上有抗菌、抗病毒、抗肿瘤等生物活性。

　　截至 2023 年，国际公认的上市海洋药物共16 种，除此之外，还有 40 多种候选海洋药物正在进行临床试验。我国有 9 种自主研发并于国内上市的海洋药物。有研究表明，海洋药物的研发成功率较高。

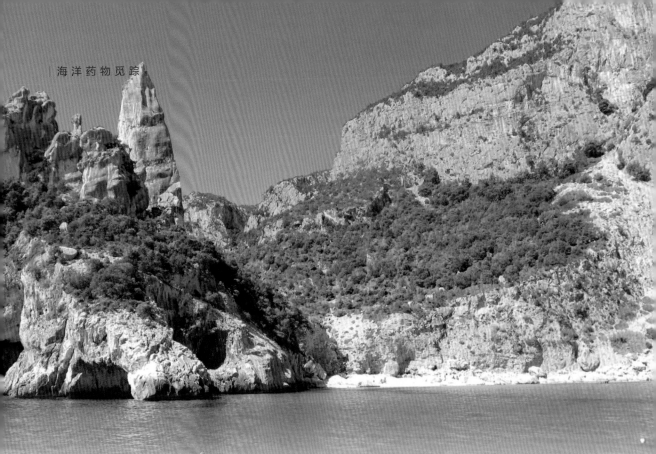

海洋药物的发展简史

比起对陆地来源药物的认识，人类对于海洋药物的认识要迟得多。回顾海洋药物的发展历史，真正对海洋药物的研究和发展最早可追溯到 20 世纪 40 年代，当时的研究人员发现海洋生物中存在一些具有潜在药用价值的小分子物质，并对其进行针对性研究。

意大利学者布罗楚于 1945 年从来自撒丁岛的海洋沉积物中分离出了一种海洋真菌——顶头孢霉，他发现经一定条件下培养，这种海洋真菌所产生的一些代谢产物可以有效抑制多种病原菌生长，如葡萄球菌、伤寒杆菌等。但是受限于当时的条件，一直未能明确其中发挥作用的化合物结构。一直

小链接

沉积物

沉积物为沉降到水体底部的固体颗粒，通常是不溶的。

到 1953 年，牛津大学的学者亚伯拉罕与牛顿从相同菌株的发酵液中分离提取，得到了一系列头孢菌素类化合物。这些化合物后来被证明是强效的抗生素，能够破坏细菌细胞壁的合成，并且具有杀菌能力强、抗菌谱广等特点。

头孢菌素是第一个海洋来源的抗生素产品。它的发现在海洋药物发展史上写下了里程碑式的一页，极大地鼓舞了当时从事海洋药物研究的工作者。目前头孢菌素类抗生素仍然是临床上常用的一大类抗菌药物。

1945 年前后，美国耶鲁大学的年轻学者伯格曼等研究了一种隐南瓜海绵中的化学成分，并从中分离出了一种值得关注的化合物；1951 年，又从这种海绵中分离出了另一种值得关注的化合物。这两种核苷类小分子化合物是后来著名的海洋抗病毒药物阿糖腺苷和抗肿瘤药物阿糖胞苷的结构基础，并且引领了一批核苷类药物的研究与开发。目前，阿糖胞苷在一些恶性肿瘤的治疗当中依旧发挥着不可替代的作用。

进入 20 世纪 60 年代，随着哈佛大学伍德沃德等人确定了河豚毒素的化学结构，全世界海洋药物的研究进入了第一个高潮。日本、美国、欧洲的研究人员系统地进行了对于相关海域海洋生物的采集、活性化合物的分离以及生物活性的筛选工作。此后的 30 年中，海洋药物领域的研究取得了长足的进展。

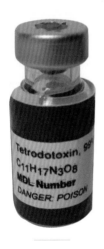

河豚毒素

1969 年，美国国家癌症研究所对于一系列海洋生物进行了抗肿瘤活性筛选，发现一些海鞘的提取物具有较强的抗肿瘤活性。1975 年，美国医生西格尔发现产自加勒比海的红树海鞘的提取物对于肿瘤患者具有一定的治疗作用，但是受限于当时的技术条件，并未能确定其中的活性成分是什么。

根据这些线索，多个研究小组对海鞘展开研究。1986 年，美国伊利诺伊大学的莱因哈特教授从海鞘中分离得到了代号为 ET-743 的一种化合物。1990 年，美国的两个研究小组几乎同时确定了其化学结构。

这是一种复杂的生物碱类分子。之后的 10 余年，研究人员对它开展了多项活性测试，结果显示：ET-743 能够抑制胰腺、乳腺、卵巢、肺、大肠等多种组织和器官内肿瘤细胞的增殖，展现了极佳的抗肿瘤药物的成药前景。

　　随后，西班牙 PharmaMar 制药公司对 ET-743 进行临床前开发。但是，在自然界中 ET-743 的含量极低，每吨海鞘原料中只能分离出 1 克左右的 ET-743，为了满足临床试验的需求，该公司甚至养殖了 250 吨的红树海鞘，却依然难以满足商业化开发。最后多位科学家通力合作，结合微生物发酵与有机半合成的方法解决了ET-743 药物来源的问题，并最终使得该化合物能够实现产业化生产。ET-743（药名是曲贝替定）已经获得

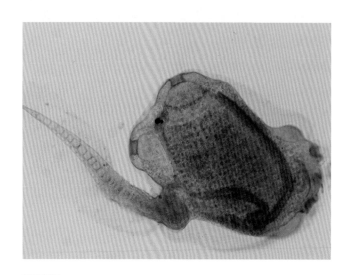

红树海鞘

美国食品药品监督管理局的批准，用于软组织肉瘤和卵巢癌的治疗。

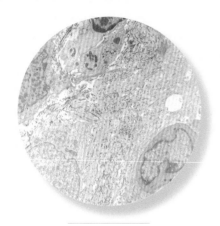

软组织肉瘤显微图片

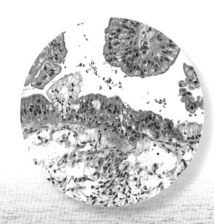

卵巢黏液性肿瘤显微图片

我国是一个海洋生物资源较为丰富的国家，也是世界上较早关注并使用海洋来源药物的国家。我国最早的中药学著作——《神农本草经》中所记载的海洋来源的药物就有 10 种左右。到了 1596 年，中药著作《本草纲目》中所提到的海洋药物约 90 种。2009 年，由中国工程院院士管华诗主持编纂的《中华海洋本草》中收录整理的可用作药物相关研究的海洋生物已经超过 1 400 种。尽管在研究历史与资源种类上都具有优势，但是我国在现代海洋药物的研究方面与发达国家相比起步较晚，从 20 世纪 80 年代起我国才开始有了较为系统的海洋药物的研究。40 年间，我国上市了多种海洋药物，如具有抗凝血、降血脂功能的藻酸双酯钠（PSS）、甘糖酯，抗阿尔茨海默病的甘露特钠，促进伤口愈合的甲壳胺，治疗肝病的褐藻硫酸多糖，治疗慢性肾衰竭的海昆肾喜，具有降血糖功能的降糖宁片等。目前在我国审批上市的海洋药物以生物活性范围较广的海洋多糖为主，这是我国海洋新药研发的一大特色。

小链接

多糖

多糖指由单糖聚合成的线性或分支的聚合物，有糖原、淀粉、纤维素、硫酸软骨素、壳聚糖、褐藻胶、琼胶、卡拉胶等。

海洋药物开拓者

我国现代海洋药物研究虽然取得了一定进展，但是整体上仍然存在着起步较晚、发展较缓、缺乏具有国际影响力的创新药物等问题。在我国海洋药物的自主研发工作中，多位科学家作出了巨大的贡献，其中，龙康侯与管华诗便是代表人物。

龙康侯（1912—1994），湖南攸县人，自小聪颖勤奋，1932年毕业于清华大学，之后出国留学，1938年在德国柏林大学获得博士学位，1939年3月回国任教，曾先后任职于湖南大学、中山大学等高校。

龙康侯在中学时期就展现出了对于化学这一学科极大的热情。在清华园求学期间受老一辈化学家的熏陶，他更加坚定了自己的目标，学习先进的科学技术本领，报效祖国。

龙康侯学成回国之后，正值抗日战争和解放战争期间，时局动荡，系统的研究工作无法开展。这一情形在20世纪50年代初迎来了改观，龙康侯可以充分展现才能，报效国家。他选择了攻坚的方向，发表了《野菊花油化学成分的研究》等多篇学术论文。他编著的高校化学专业的教学参考书——《萜类化学》获得了广东省高教局科技进步奖二等奖。

1978年，龙康侯担任中山大学化学系天然有机物研究室主任。经过仔细考察与思量之后，他选择了我国南海海洋天然产物化学作为主要研究方向。当时发达国家对于海洋生物中的药用成分进行研究开发已经有近30年的积累，而我国在该领域尚属空白。在后来的10余年，龙康侯带领

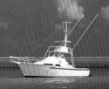

研究室的工作人员系统地对采集于南海的 10 余种珊瑚样品进行了化学成分的研究，并取得了一系列成果。团队先后分离得到了 50 余种具有良好活性及成药潜力的新颖化合物，并通过现代有机波谱技术确定了这些化合物的结构；发表了相关学术论文近百篇，多项成果获得了国外同行的高度评价。美国斯克里普斯海洋研究所著名海洋微生物天然产物专家菲尼卡尔教授评价龙康侯对于海洋天然药物化学作出了重要的贡献。在此期间，龙康侯多次受邀参加国际学术会议并作报告。因为他的研究，中山大学天然有机物研究室与美国、日本、澳大利亚、法国等国的多所高等学府及学术机构建立了良好的合作研究关系。

龙康侯团队还进行了珍珠精母有效成分的研究，鉴定并合成了其中的关键药理成分，用于治疗功能性子宫出血，取得了较好的疗效。1985—1989 年，龙康侯在海洋天然药物化学上取得的成果，分别被授予国家发明奖三等奖、国家教委科技进步奖一等奖、国家自然科学奖三等奖。作为我国南海海洋天然药物化学的奠基人，龙康侯使得我国的海洋天然药物研究在国际上拥有了一席之地。

管华诗院士，山东夏津人，1964 年毕业于山东海洋学院（今中国海洋大学）。管华诗毕业后留校担任我国水产研究领域专家李爱杰教授的助教，当时为了应对国家面临的"碘危机"，主要从事"海藻提碘新工艺的工程化"项目研究工作。

1972 年起，管华诗独立带领课题组开展化工部课题"海带提碘联产品褐藻酸、甘露醇再利用研究"。课题进行期间，管华诗与课题组先后研制出用于农业生产的乳化剂、食用乳化增稠剂、褐藻酸钠代血浆等多种高附加值产品。1978 年，农业乳化剂与藻酸丙二酯两项成果获得了当时代表国内科学领域最高荣誉的"全国科技大会奖"。

在 1979 年偶然的一次实验当中，管华诗发现从海藻中提取、分离并合成的一种硫酸多糖可以极大地降低硫酸钡制剂的黏结问题。这种现象引起

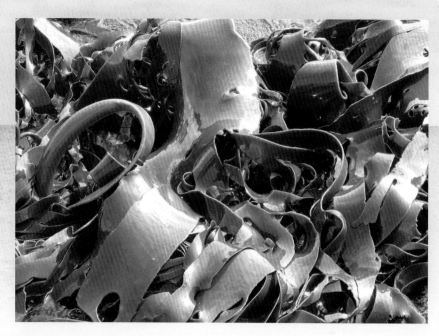

海带

管华诗的思索：这类海藻硫酸多糖可以解决硫酸钡制剂的黏结问题，那么是否可以用于缓解心脑血管患者血液黏稠的问题呢？针对这一个问题，管华诗立即带领课题组着手攻关，并且筹建了我国第一个海洋药物研究室。他们的研究取得了进展。1982 年，他们研制的我国第一个具有降血脂、降低血液黏度、抗凝血等作用的现代海洋药物藻酸双酯钠获准立项，并于1985 年投入临床使用。在之后的多年，课题组一直跟进，积累了大量的临床数据。据统计，藻酸双酯钠的临床总有效率达到 93%，并且无明显毒副作用。基于这样激动人心的成果，我国海洋药物的开发迅速引起关注，海洋药物的研究也被列入国家科技攻关计划与国家高新技术发展计划。

　　藻酸双酯钠的成功案例让管华诗意识到要将实验室里的科学发现转化为真正能为人民服务的产品，产学研必须紧密结合。1994 年，管华诗着手创建青岛华海制药厂，主要进行海洋药物及相关生物制品的工业化生产及市场投放。1996 年组建山东省海洋药物工程技术研究中心，1999 年在此基础上成立国家海洋药物工程技术研究中心。2013 年，74 岁高龄的管华诗还成立了青岛海洋生物医药研究院，定位于成为我国海洋生物医药产业中新技术、新产品的孵化站。

基于多年在海洋生物资源开发利用方面的积累，历经 10 余年辛苦耕耘，2005 年 9 月，管华诗及其团队成员共同构建了我国首个海洋糖库，对海洋生物中的多糖成分进行降解、精制，得到功能性寡糖分子，并对其进行大规模药理活性筛选，已发现超过 100 种海洋寡糖具备成药的潜力。2010 年，管华诗主持完成的"海洋特征寡糖的制备技术（糖库构建）与应用开发"项目获得 2009 年度国家技术发明奖一等奖，实现了我国海洋、水产及医药领域该奖项零的突破。

小链接

寡糖

寡糖是由 2～10 个单糖以糖苷键连接而构成的糖类化合物的总称。根据单糖数目分成二糖、三糖、四糖及十糖等。

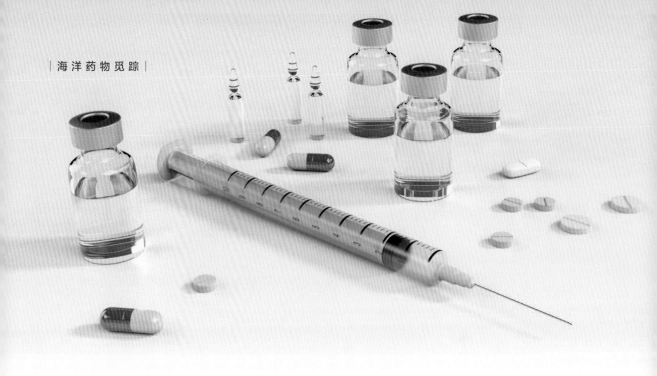

"蓝色药库"

　　海洋中孕育着丰富的药物资源。2015 年 3 月，管华诗倡议并发起"蓝色药库"开发计划，带领团队打造中国的"蓝色药库"。目前已初步构建了海洋生物资源库和海洋药物相关信息库，未来将重点开发海洋小分子药物、海洋糖类药物、海洋中药和海洋生物功能制品。管华诗团队有多个在研的、处于不同临床试验阶段的候选海洋药物。打造我国的"蓝色药库"是对我国海洋生物药用资源全面、深度、系统的开发。该计划以海洋生物医药产业崛起为目标，以海洋新药产品创制为导向，针对目前严重威胁人类健康的重大疾病创新研制一批海洋药物。

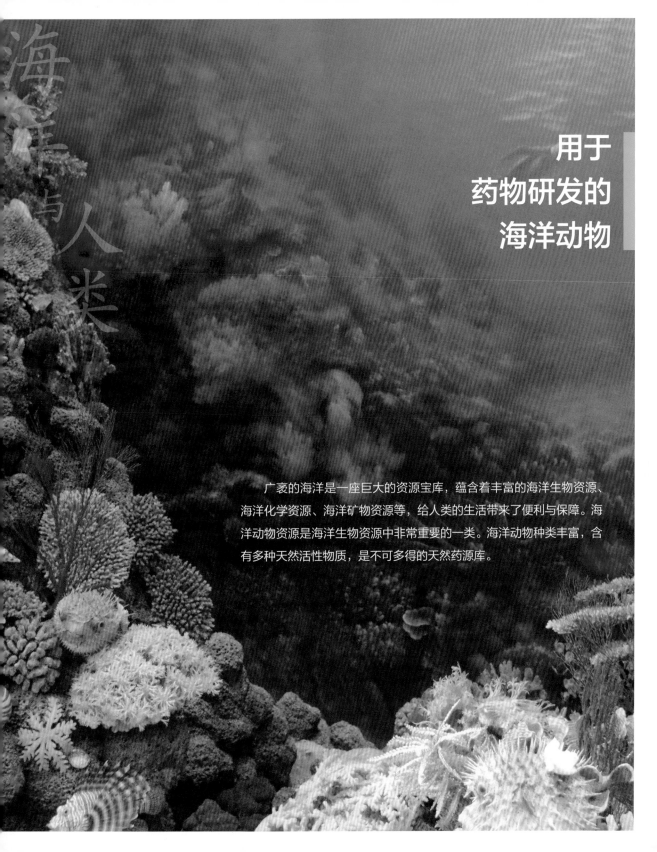

用于
药物研发的
海洋动物

广袤的海洋是一座巨大的资源宝库，蕴含着丰富的海洋生物资源、海洋化学资源、海洋矿物资源等，给人类的生活带来了便利与保障。海洋动物资源是海洋生物资源中非常重要的一类。海洋动物种类丰富，含有多种天然活性物质，是不可多得的天然药源库。

海绵

揭开海绵的真面目

一提到海绵，许多人脑海中会浮现出一个可爱的卡通形象，也许还会问是那个方方正正、全身黄色、打着领带、住在海底、热爱工作、心地善良的海绵宝宝吗，或者联想到日常生活中常见的清洁用品海绵。而存在于海底并具备清洁功能的海绵，往往不被人熟知。

海绵是结构简单的多细胞动物。它的简单体现在它由体壁和中央腔构成，没有组织和器官的分化。海绵通常会固着在海底礁石上。这些特征导致在 18 世纪以前，海绵被误认为植物。随着科学技术的进步，显微镜的发明拓宽了人类观测细微结构的范围，使人们可以深入了

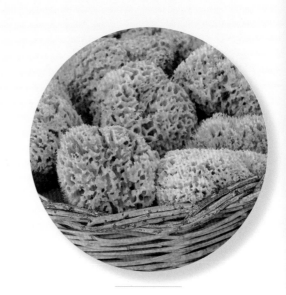

晒干后用作清洁
工具的天然海绵

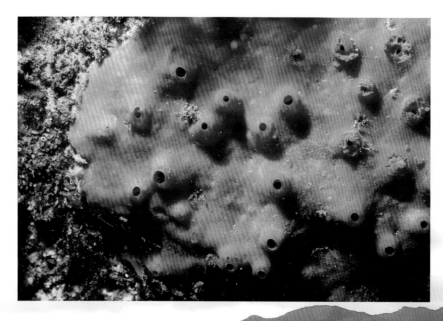

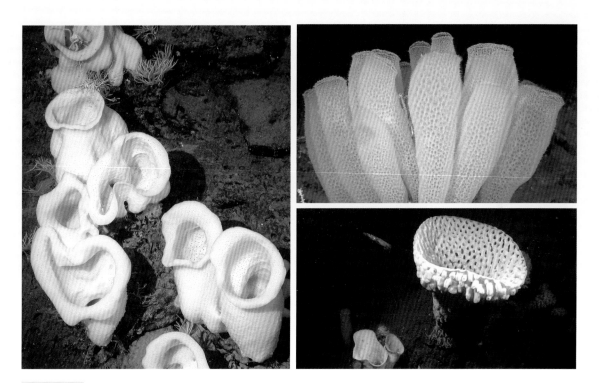

多种多样的海绵

解海绵的内部结构，并揭开了海绵的真面目，将海绵划定为动物界多孔动物门。

　　海绵在海洋中生活了数亿年之久，有记载的种类超过 10 000 种，是一个庞大的"家族"。除了少数种类的海绵喜欢淡水环境之外，绝大多数种类的海绵生活在海底，从浅海到深海都有海绵的踪影。海绵不仅种类繁多，形状也千姿百态，有块状、管状、伞状等，色彩有黄色、红色、白色等，可谓绚丽多姿。

　　早期海绵最主要的用途是清洁，但因海绵难以采集，故价格较高。20 世纪初，研究人员从海绵中提取到大量的化合物，其中部分有生物活性的化合物后来被开发成药，用于治疗癌症等，为人类的健康保驾护航。

海绵的活性物质

海绵虽然是非常简单的多细胞动物，但拥有着多种活性物质。海绵的活性物质是指海绵体内含有的一些少量或微量物质，它们可以对海绵的生存产生影响。海绵营固着生活，遇到其他动物捕食无法逃脱，也没有坚硬的外壳，缺乏有效的物理性防御屏障。为了抵御病原微生物及捕食者，与其他生物竞争生存空间，降解污染物等，海绵及其共附生微生物拥有独特的代谢机制，产生了一些具有显著生物活性的化合物。

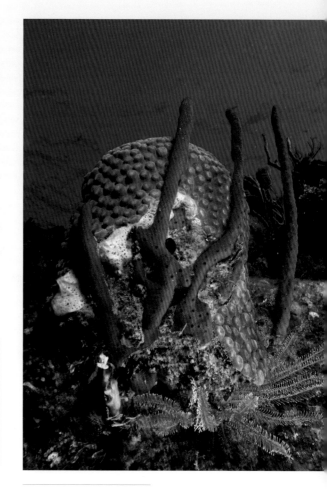

能产生吡啶生物碱聚合物的海绵

> **小链接**
>
> ### 共附生微生物
>
> 共附生包括共生和附生，是指两种或两种以上的生物在空间上紧密地生活在一起。共附生微生物就是指与其他生物有共附生关系的微生物。

海绵及其共附生微生物所产生的具有生物活性的化合物种类较多，这些化合物通常具有抗菌、抗肿瘤、抗病毒等生物活性。某些种类的海绵用自身的活性物质来保护自己。例如，加勒比海中存在着一种海绵，通过产生一种吡啶生物碱聚合物，能够有效地躲避双带锦鱼的捕食。

> **小链接**
>
> ### 吡啶生物碱
>
> 吡啶是含有一个氮杂原子的六元杂环有机化合物。生物碱是一类天然存在的含氮的碱性有机化合物。吡啶生物碱就是母核为吡啶环的生物碱。

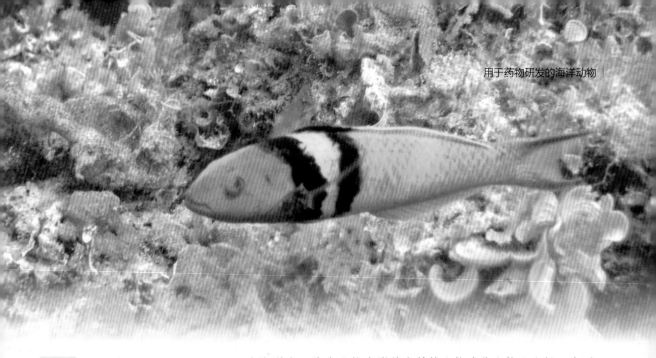

双带锦鱼

在海洋中，许多生物会附着在其他生物或非生物上生长，在适宜的条件下会大量生长繁殖。为了避免被其他生物掠夺生存空间，海绵也有着自己的对策。例如，藤壶是一种甲壳动物，和海绵有着相似的生活方式，喜欢固着在礁石、船体上。而冈田软海绵可以产生环肽类生物活性物质，来抑制致密藤壶的幼体在自己周围固着的能力，从而守护自己的家。

海绵的活性物质，为海绵提供了强大的化学防御手段，让海绵可以面对海洋中的多种挑战。

礼物——海绵来源的药物

海绵来源药物是赠予人类的礼物。海绵的活性物质往往是抗肿瘤药物的重要来源。

截至 2022 年 12 月，已有 14 种海绵来源药物上市或处于临床试验阶段。其中，已上市的海绵来源药物有 3 种，包括阿糖胞苷、阿糖腺苷和甲磺酸艾日布林；处于 II 期临床试验的海绵来源药物有 5 种，即 Zalypsis、KRN7000、IPL576092、LAQ824 和 PM060184；

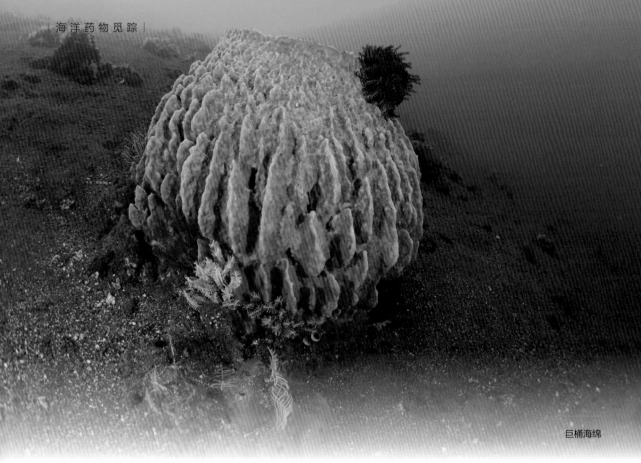

巨桶海绵

处于Ⅰ期临床试验的海绵来源药物有4种，即 HTI-286、Hemiasterlin、Discodermolide 和 C52-halichondrin-B amine；折载于Ⅰ期临床试验的海绵来源药物有2种，它们是 LAF389 与 Girolline。

从海洋生物中发现活性物质，通过结构优化获得先导化合物是新药研发的一大途径。阿糖胞苷是第一个应用于临床的抗肿瘤海洋药物，也是第一个由海洋天然产物衍生而来并最终成功上市的糖苷类药物。

1951年，从隐南瓜海绵中分离得到了一种特异海绵核苷类化合物——海绵胸腺嘧啶，随后将其作为先导化合物，进行化学结构的优化，得到了阿糖胞苷。1959年，加利福尼亚大学伯克利分校的沃里克等研究人员完成了阿糖胞苷的首次合成。1969年，美国食品药品监督管理局批准阿糖胞苷上市。2000年，盐酸阿糖胞苷被我国国家药品监督管理局批准上市，

小链接

先导化合物

在研究新药的过程中，通过活性筛选、功能评价和类药性研究，可以发现具有良好生物活性、选择性和类药性，能用于结构优化以获取新药的高活性化合物，就称为先导化合物。

小链接

微管和微管蛋白

微管是真核细胞中普遍存在的结构，为圆筒状。微管蛋白是构成微管的蛋白亚单位。

主要用于急性白血病的治疗。阿糖胞苷是嘧啶类抗代谢药物。在肿瘤细胞内，阿糖胞苷转化为它的代谢产物，从而抑制肿瘤细胞 DNA 的合成，干扰肿瘤细胞的增殖。

阿糖腺苷是以隐南瓜海绵的两种代谢产物为先导化合物进行改造而获得的。1960 年，阿糖腺苷的首次合成工作完成。1976 年，阿糖腺苷被证实具有广谱的抗病毒活性，并被美国食品药品监督管理局批准上市，主要用于治疗单纯疱疹病毒性脑炎、带状疱疹、水痘病毒感染等。阿糖腺苷是第一个可以全身给药、具有抗病毒作用的核苷类似物，也是第一个被批准用于治疗人类疱疹感染的抗病毒药物。

甲磺酸艾日布林是化合物软海绵素 B 的合成衍生物。1986 年，平田义正等研究人员从日本太平洋海岸附近的冈田软海绵中分离得到了一类大环内酯类化合物——软海绵素，随后以这类化合物为先导化合物进行改造，最后得到了甲磺酸艾日布林。2010 年，美国食品药品监督管理局批准甲磺酸艾日布林作为治疗乳腺癌的药物上市。2016 年，美国食品药品监督管理局又批准甲磺酸艾日布林用于治疗脂肪肉瘤。甲磺酸艾日布林是一种微管抑制剂，通过隔离微管蛋白，将微管蛋白变成没有功能的聚集体，阻止有丝分裂纺锤体的形成，导致细胞凋亡。

海绵不仅在海洋生态系统中起着重要作用，还是活性物质非常丰富的海洋生物，已经成为海洋药物开发的重要资源。期待更多的海绵来源药物上市，为人类的健康保驾护航。

珊瑚

多姿多彩

提起珊瑚，你是否会想到色彩斑斓、姿态万千这样的词语，不禁慨叹珊瑚的美丽？而创造这一奇迹的正是珊瑚虫。

珊瑚虫是一类海生的低等动物，呈圆筒状。消化腔上方长有一个口，消化腔和口之间是口道，口的周围有很多触手，用于捕获食物。

珊瑚虫幼虫期为白色，可以固着在海底或者岩石的表面。珊瑚虫的管状体外壁能够分泌角质或者石灰质的骨针、骨片，这些骨针或者骨片通过互相连接形成外骨骼。珊瑚虫死去后，新一代的珊瑚虫便在先辈的外骨骼上，进行新一轮的生长、分泌及骨骼堆积，周而复始，

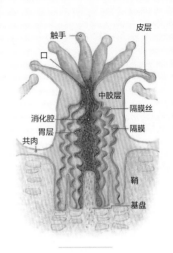

珊瑚虫的结构

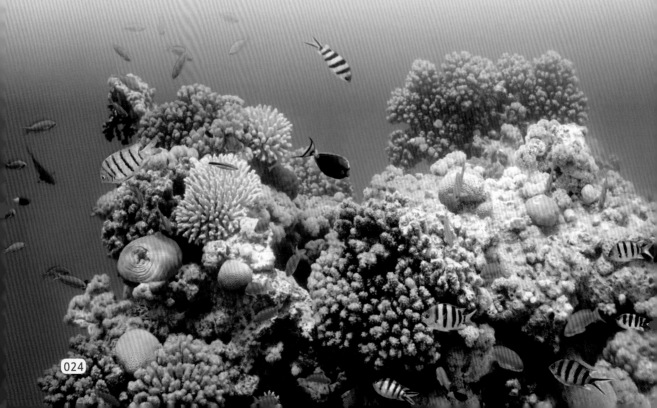

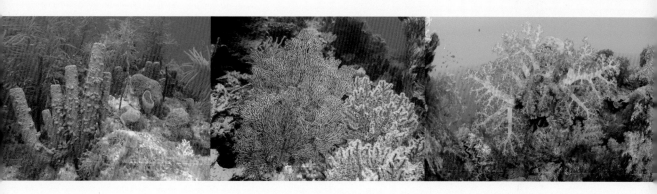

多姿多彩的珊瑚

形成了多种骨骼形状。珊瑚就是某些单体或群体珊瑚类刺胞动物的通称或指其外骨骼。以造礁珊瑚的骨骼堆积为基础，可以形成珊瑚礁。

珊瑚的形状各异，有的像树枝，有的像鹿角，有的像扇子，还有的如同人的大脑……珊瑚的色彩丰富，可为红色、蓝色、紫色等。珊瑚的颜色主要是由珊瑚虫及其共生的虫黄藻决定的。虫黄藻不仅可以通过光合作用为珊瑚虫提供能量，还依靠着体内色素为珊瑚披上五彩斑斓的"外衣"。

美丽的珊瑚具有观赏价值；一些深海珊瑚材质坚硬，质地细腻，可形成珊瑚石，被雕刻为艺术品，具有一定的经济价值。除此之外，珊瑚还具有药用价值。珊瑚礁被称为海洋中的"热带雨林"，瑰丽、壮观，不仅为大量生物提供了生存的家园，维持了生物多样性，还为人类提供了丰富的物产，对海洋环境的维护及人类社会的发展至关重要。

硕果累累

珊瑚是海洋天然产物研究的热点之一。近年来，研究人员从珊瑚中获得了许多具有显著生物活性、新颖结构的化合物，为创制各种新药奠定了基础，可谓硕果累累。

软珊瑚和柳珊瑚能够产生丰富的萜类化合物，其中二萜是数量和种类

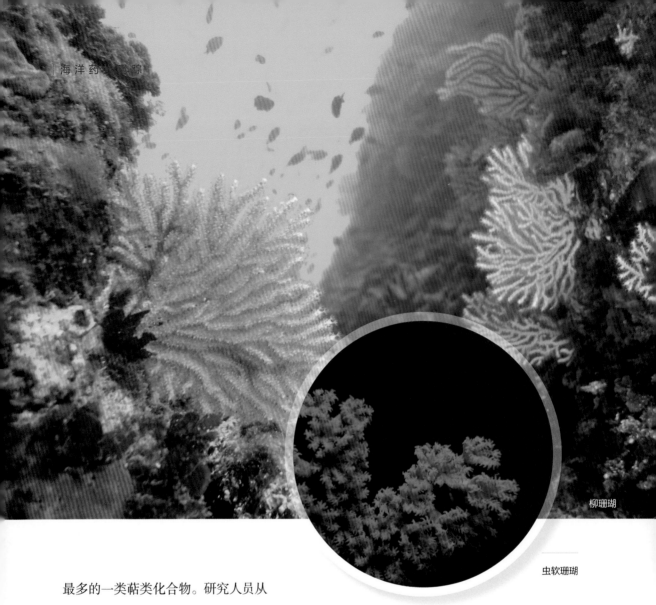

柳珊瑚

虫软珊瑚

最多的一类萜类化合物。研究人员从来源于琉球群岛海域的一种虫软珊瑚中分离得到了两种二萜类化合物，它们具有抗肿瘤活性和一定的抗炎作用。除了二萜类化合物外，软珊瑚和柳珊瑚还能产生许多倍半萜类化合物，它们中的一部分表现出了较好的抗肿瘤活性。

小链接

萜类化合物

　　萜类化合物是指分子骨架以异戊二烯（C_5单元）为基本结构单元的化合物，主要有单萜、倍半萜、二萜等。萜类化合物在自然界中广泛存在，生理功效很多，与人类的生活密不可分。例如，可用于化妆品的玫瑰油中就含有萜类化合物。

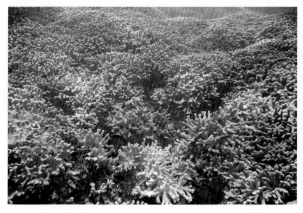

短指软珊瑚

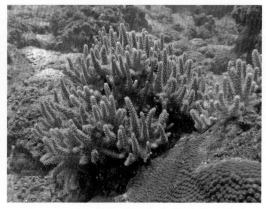

豆荚软珊瑚

甾体类化合物

结构中具有环戊烷骈多氢菲骨架。这类化合物有甾醇、强心苷等，广泛存在于自然界中。我们熟知的胆固醇就是一种甾体类化合物。

从珊瑚中获得的甾体类化合物含量丰富。从生长在埃及塞法杰港附近的短指软珊瑚中分离得到的甾醇，具有一定的抗流感病毒 H5N1 的活性。从来源于印度尼西亚的豆荚软珊瑚中获得的氧化甾醇能够有效地抑制 A2780 细胞（人卵巢癌细胞）和 K562 细胞（人慢性髓系白血病细胞）的增殖。

珊瑚入药

唐代《新修本草》有珊瑚入药的记载，虽然关于收载的珊瑚物种至今尚未有统一看法，但是明确地向世人

《新修本草》

　　该著作又名《唐本草》，是我国最早的官修药典，由唐代苏敬等编撰，可以说是集体智慧的结晶。该著作系统地总结了唐代以前药物学的成就，内容丰富，学术价值高，对国内外医药领域的发展都起到了很大的推动作用。

指出珊瑚具有一定药用价值。《新修本草》记载"珊瑚，生南海，似玉红润，中多有孔，亦有无孔者。又从波斯国及狮子国来"，可"治目中翳，消宿血。研末吹鼻，止鼻衄"。

　　明代李时珍在《本草纲目》中明确记载珊瑚具有"去翳明目，安神镇惊"的功效，"用于目生翳障、惊痫、鼻衄"，可入药。

　　《中华海洋本草精选本》指出，《新修本草》收载的珊瑚应是软珊瑚目红珊瑚科珊瑚及形态、颜色与之相似的其他科属珊瑚。

　　在海南和广东沿海珊瑚礁区水深 28 米处的礁石上生长的一种侧扁软柳珊瑚，呈棕黄色分枝状。水螅体伸展时显示其含有 8 条触手。侧扁软柳珊瑚的主要代谢产物有萜类、生物碱类、甾体类等。这些代谢产物具有较好的药理作用，不仅具有一定的抗肿瘤活性，能够有效地抑制人乳腺癌 MDA-MB-232 细胞增殖，还具有促进胆碱酯酶复活的作用。

　　珊瑚作为中药使用时，用法多样，可研磨成粉，制成药丸口服，亦可研成细末外用。

李时珍

　　李时珍是明代著名的医药学家，年少时便阅读医学典籍，还跟着父亲诊病。他善于钻研，医德高尚，受人尊敬。《本草纲目》是李时珍的著作之一，介绍了中药方面的基本理论、前人对中药的认识及运用经验。

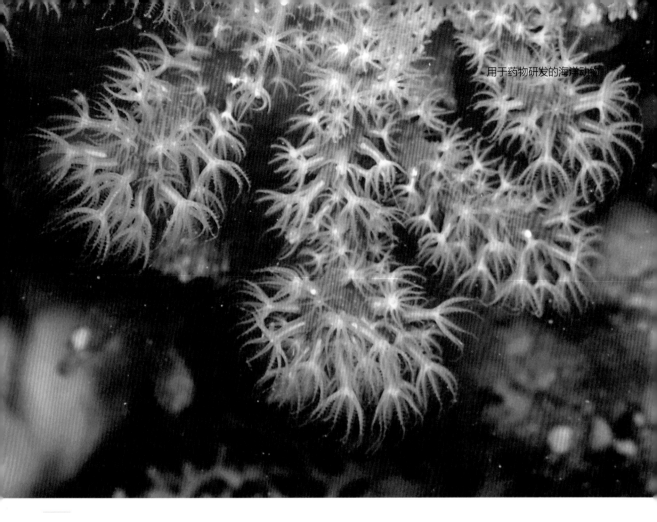

红珊瑚

　　值得注意的是，红珊瑚科珊瑚稀有、珍贵，已被我国列为国家一级保护野生动物。因此，应寻找与之药效相同或相似的其他物种，也可以尝试应用人工合成的方法来解决药源问题。对重点保护动物，在进行科学研究时都应该遵守相应法律法规。

　　"绛树无花叶，非石亦非琼。"海中的珊瑚不仅美丽动人，还为生态环境、经济发展和人类的健康贡献着自己的力量。我们要制定保护性开发战略，合理开发利用珊瑚资源。愿美好的生灵都被温柔以待，愿我们与它们互惠共存。

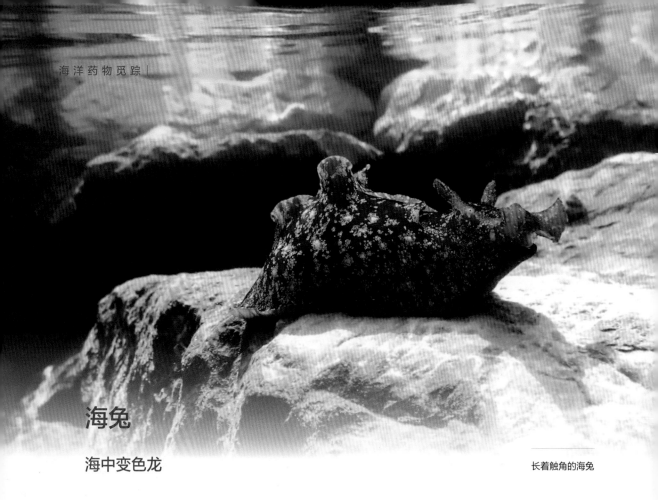

长着触角的海兔

海兔

海中变色龙

在宽广的海洋中，生活着一类名为海兔的动物。

海兔是软体动物家族中特殊的成员，属于螺类。那么，为什么取名为海兔呢？因为它们头部长有两对触角，前一对较短，有触觉功能，后一对较长，有嗅觉功能，耸起来时就像兔子的耳朵。

海兔虽然是螺类的一种，但是与常见的腹足动物蜗牛、田螺不同，身上没有坚硬的贝壳。它们的壳已经退化成了一层轻薄、易碎且为透明状态的角质膜，覆盖着身体。海兔大多体态幼小，体长约 10 厘米，体重约 130 克。与陆地上的兔子不同，海兔一般通过蠕动缓慢爬行。加州海兔的神经元很大，是极好的神经生物学研究材料。美国学者坎德尔以加州海兔为研究对象，做了大量实验，因在人类神经系统信号传导领域作出的突出贡献，于 2000 年获得诺贝尔生理学或医学奖。

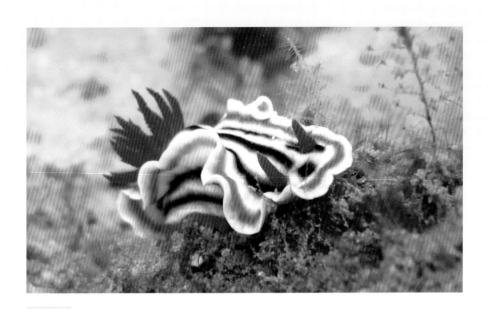

软萌的海兔

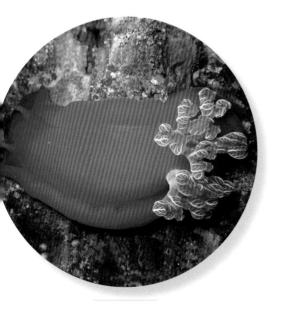

颜色鲜艳的海兔

海兔虽然小小软软的,看起来呆呆萌萌的,却有着了不起的变色能力。海兔移动缓慢,遇到危险时,难以躲避攻击。为了在危机四伏的海洋中生存下来,海兔有着像变色龙一样的变色能力。有的种类的海兔吃下什么颜色的海藻,身体就会变为什么颜色。通过这种变色,海兔能够与周围海藻环境融为一体,让捕食者难以发现。

许多海兔的颜色异常鲜艳,可以作为警示颜色,暗示捕食者自己可以分泌毒素,不要轻易靠近自己。除了颜色伪装,海兔也可以进行化学防御,释放出有毒液体,一旦捕食者接触到这种液体就会中毒,甚至死亡。不得不说,海兔真是一类神奇的海洋生物。

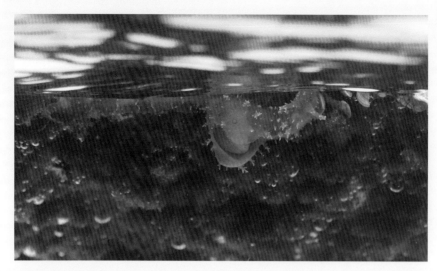

长尾背肛海兔

活性物质

海兔体内还含有许多结构独特的化合物，结构类型主要有肽类、大环内酯类、甾体及萜类等。这些化合物的生物活性也较为显著。其中，肽类化合物海兔毒素 10 及其衍生物有很强的抗肿瘤活性，被研究得较多。

海兔体内含有腺体，可以分泌毒素。海兔毒素是海洋生物毒素之一。这种毒素最早是在食藻长尾背肛海兔的消化腺中发现的，因此被命名为海兔毒素。

20 世纪 70 年代，美国学者佩蒂特等从来源于印度洋区域的耳状截尾海兔中获得了提取物。研究过程中，他们惊奇地发现，该提取物可以延长患有白血病的实验小鼠的寿命。20 世纪 80 年代，他们通过对印度洋、太平洋区域的海兔进行活性筛选及深入研究，

> **小链接**
>
> ### 海洋生物毒素
>
> 在海洋生物中发现的对人和动物有毒的有机物称为海洋生物毒素。海洋生物毒素有的由海洋动物自身合成，有的则通过食物链或共栖关系从其他生物中获得。海洋生物毒素活性高、种类多、分布广，是海洋生物活性物质中研究进展非常迅速的领域，有着很好的成药前景。

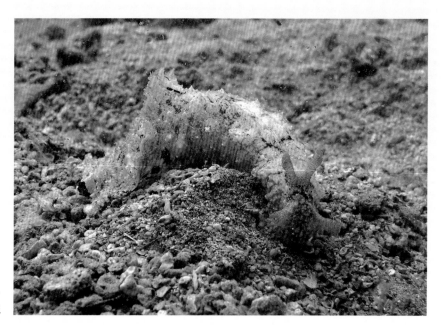

耳状截尾海兔

分离得到了 18 种含有特殊氨基酸的较短链状肽类化合物，分别命名为海兔毒素 1 ~ 18。海兔毒素 10 是抗肿瘤活性较强的肽，通过抑制微管形成与聚合，阻碍细胞的有丝分裂，是一种细胞生长抑制剂。

从海兔中分离得到的萜类化合物包括卤代单萜类化合物、倍半萜类化合物。海兔素就是一种倍半萜类化合物，而且具有一定的抗氧化活性。从海兔中分离得到的甾体类化合物和大环内酯类化合物大多具有较好的抗菌、抗肿瘤活性，有着重要的研究价值。

药食两用

海兔群体交配后，通常将受精卵产在海藻丛中或者礁石间等，受精卵之间以蛋白腺分泌的胶状物相连，为一条长长的如绳索状的卵索带。

卵索带又被称为"海粉丝"，作为食材，可以用于煮汤、炒菜。海兔富

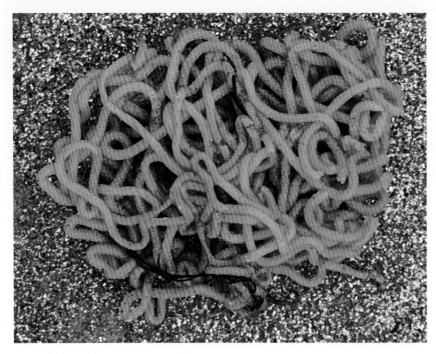

海兔的卵索带

含蛋白质和维生素，能够通过炒菜、煲汤等方式，成为餐桌上的一道美味。

《中华海洋本草精选本》记载，蓝斑背肛海兔、网纹海兔及黑斑海兔的卵索带可作为药材。这几种海兔的卵索带长为120～930厘米，表面为青绿色，呈不规则扭曲状。卵索带可制成药丸、散剂，主要用于滋阴清热、润肺止咳，还可以与其他药材搭配使用。

《海洋药物民间应用》记载，海粉（蓝斑背肛海兔卵索带的干制品）、胖大海、冰糖合理搭配，清水炖服，可用于治疗痰热喘咳。海粉、牡蛎搭配，可用于治疗瘰疬、瘿瘤。但要注意，脾胃虚寒者不宜食用海粉。

小链接

瘰疬

瘰疬是一类结核类疾病，主要表现为颈部缓慢出现豆粒大小圆滑肿块，如串珠，不红不痛，破溃后脓水清稀，夹有败絮状物，容易形成瘘管。

瘿瘤

瘿是以颈前喉结两旁肿块为主要表现的甲状腺疾病。瘿瘤就是甲状腺肿瘤。

　　海兔的卵索带是药材，从海兔中分离得到的活性物质也是海洋药物的重要来源。研究人员以海兔毒素 10 作为先导化合物进行改造，再通过与抗体偶联（就好像药物与抗体携手发挥作用一样），最后得到了一种抗体 - 药物偶联物（英文缩写为 ADC）——泊仁妥西凡多汀（Brentuximab Vedotin，SGN-35）。2011 年，泊仁妥西凡多汀被美国食品药品监督管理局批准上市，主要用于治疗复发性的霍奇金淋巴瘤以及间变性大细胞淋巴瘤。2012 年，欧洲药品管理局授予有条件上市许可，允许在使用泊仁妥西凡多汀时，相关公司继续开展药物的确认性研究。泊仁妥西凡多汀口服后会进入人体内循环，抗体精准地识别抗原的位置，药物被内吞进入肿瘤细胞，然后释放出有效成分，从而杀死肿瘤细胞。2017 年，泊仁妥西凡多汀被美国食品药品监督管理局批准用于治疗表达性 CD-30 蕈样肉芽肿和原发性皮肤间变性大细胞淋巴瘤。

　　除了已上市的泊仁妥西凡多汀，还有 6 个上市的海兔毒素 ADC 药物，以及 30 余个进入临床试验阶段的海兔毒素药物。相信在不久的将来，它们会为战胜人类的相关疾病贡献出一份力量。

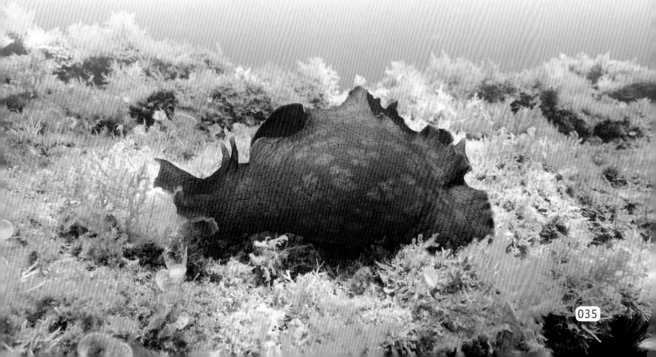

芋螺

美丽而又可怕

在海洋中，生活着一类特别的软体动物——芋螺。芋螺螺体呈倒锥形，形状既像芋头，又像鸡心，因此被称为芋螺或鸡心螺。芋螺有着布满鲜艳花纹的光滑外壳，好像自然之手绘出的画。正因为芋螺壳美丽，所以深受贝壳收藏者的喜爱。

我们了解了芋螺之美，那么，为什么又说芋螺"可怕"呢？这可要从芋螺捕食说起。

芋螺是肉食性海洋动物，通常以小鱼、蠕虫、软体动物等为食。芋螺具有可以伸出的齿舌。齿舌特化成鱼叉的形状，这便是芋螺的"武器"。"鱼

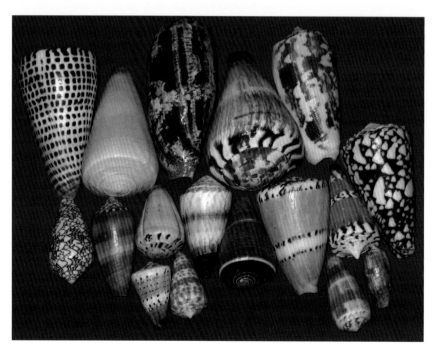

美丽的芋螺壳

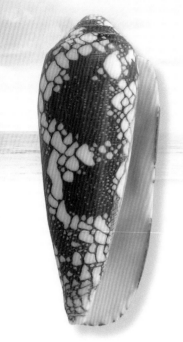

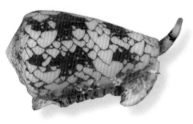

金翎芋螺

叉"中空，装满了毒液，射中猎物后，毒液可以麻痹猎物，防止猎物逃跑。"鱼叉"不仅能够让行动缓慢的芋螺成功捕食，还能起到防御作用，同外壳一起保护芋螺。

芋螺的体内含有毒腺和毒液管，毒腺能够分泌毒液。几乎每一种芋螺都是一个"毒素库"，分泌的毒液中含有多种化学成分，而且不同种类的芋螺含有的化学成分也有很大差异。复杂的毒素使得中毒者一时之间难以获得"解药"，而且毒性发作时间短，中毒者往往还没有得到救治就已殒命。这便是芋螺的可怕之处。

芋螺毒素

研究人员很早便发现了芋螺体内的"毒素库"，将芋螺毒液中一类有生物活性的肽类毒素统称为芋螺毒素。有毒就意味着有作用，不少研究人员就致力于海洋生物毒素的成药性研究，芋螺毒素正是这方面的研究热点。

在 20 世纪 70 年代，美国犹他大学的学生克拉克别出心裁，做研究时把芋螺毒素注射到实验鼠的颅腔中，让其直接对实验鼠的中枢神经系统发挥作用，最后发现了不同的芋螺毒素产生的效果不同。

芋螺毒素中含有能够阻断神经系统传递信息的化合物，使生物不会感受到疼痛。因此，某些芋螺毒素可以作为镇痛药物开发的资源，具有潜在的开发价值。除了镇痛，芋螺毒素还至少具有抗肿瘤、抗癫痫的作用。

《中国疼痛医学发展报告（2020）》显示，我国慢性疼痛患者超过 3 亿人。慢性疼痛已成为危害我国人民健康的主要疾病之一，对疗效佳、不成瘾的镇痛新药的研发迫在眉睫。而芋螺毒素含有

的化合物数量庞大，结构新颖，生物活性较强，为新药研究提供了
丰富的资源。

"以毒攻毒"

芋螺毒素为新药的研发提供了丰富的化合物资源，既可以直接
被开发成药，也可以作为先导化合物，经结构修饰后成药。

在已上市的药物中，齐考诺肽就是来源于芋螺毒素的药物，在
美国及欧洲用于治疗慢性疼痛。20 世纪 60 年代，美国犹他大学生
物系奥利韦拉研究小组从僧袍芋螺的毒液中分离到了一种芋螺毒
素。20 世纪 80 年代，该天然芋螺毒素的等价合成肽类化合物被合
成出来，它就是齐考诺肽。

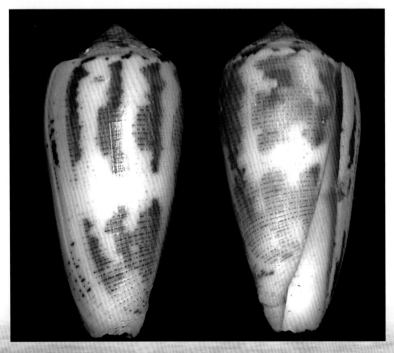

僧袍芋螺

鞘内注射

鞘内注射是一种通过腰椎穿刺,把药物直接注入蛛网膜下腔的方法。

2004 年 12 月,爱尔兰 Elan 公司研制的齐考诺肽获得美国食品药品监督管理局的批准上市,是目前唯一一个非阿片类鞘内注射镇痛剂,可以通过鞘内注射,治疗对疼痛不耐受或者疗效较差患者的严重慢性疼痛。与阿片类镇痛剂相比,齐考诺肽作用靶点明确,疗效好,副作用较小,不成瘾。

除了已上市的齐考诺肽,还有多种处于临床前和临床试验阶段的芋螺毒素类药物。例如,来源于僧袍芋螺的 ω – 芋螺毒素 MVIIA,可用于治疗神经性疼痛。

除了具有收藏价值外,有的芋螺壳还具有一定药性。《中华海洋本草精选本》中记载,主教芋螺、线纹芋螺的壳可入药。主教芋螺主要分布于我国台湾、西沙群岛海域,以及印度尼西亚、马来西亚海域。主要特征为壳表面有许多细小的螺纹,壳前端螺纹比较明

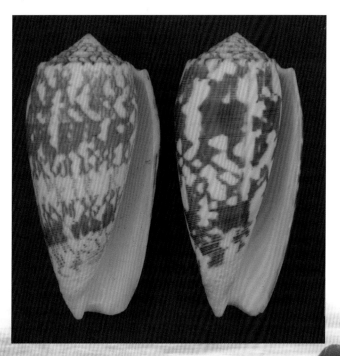

线纹芋螺

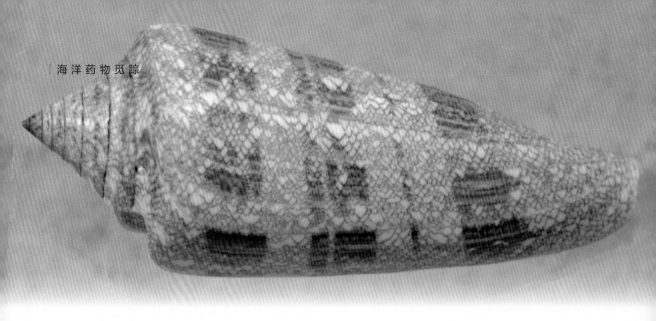

显；壳表面呈紫褐色，分布着一些大小不一、近三角形白色斑块。线纹芋螺因其毒素毒性很强而具有"杀伤力"，主要分布于我国台湾、海南海域。主要特征为外壳呈黄白色，壳顶为淡粉红色，螺旋部有火焰状的紫褐色花纹，在体螺层上呈现紫褐色线纹，分布着不均匀的三角形斑纹。

主教芋螺、线纹芋螺壳的主要成分为碳酸钙、磷酸钙以及一些微量元素，作为药材使用时，可内服，主要用于治疗甲状腺肿大、淋巴结结核、胃酸过多、胃及十二指肠溃疡。

芋螺产生的毒素不仅帮助芋螺防御与捕食，维持自身的生存，还为人类镇痛药物的研发提供了丰富的资源。

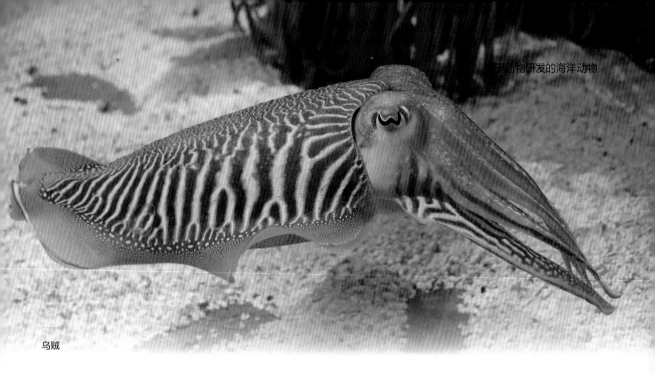

乌贼

乌贼

乌贼，也称墨鱼，属于软体动物门头足纲乌贼目。乌贼的身体分为头部、胴部、足部三部分。乌贼的胴部就像一个袋子，将多种器官包裹在内。乌贼的腕共10条，左右对称排列。其中两条腕较长，可以自由活动，称为触腕，另外8条腕相对较短。在腕内侧长有吸盘。

这些腕可是乌贼的"武器"。当乌贼寻觅到爱吃的小鱼、螃蟹等动物时，触腕上的吸盘会牢牢地吸住猎物，这样乌贼便获得了一顿美味大餐。

乌贼的体内有一个墨囊，囊内储存着墨汁，这可是逃生的重要工具。当乌贼遇到危险时，会立即收缩囊壁，喷射墨汁，将周围海水染成黑色，模糊敌人的视线，获得逃生的机会。除此之外，乌贼还是一位"伪装大师"，可以迅速变换体色，与环境相融合，隐于环境。

"宝藏库"

多年的研究发现，乌贼生物体的多个部分都含有种类繁多、活性显著的生物活性物质，因此乌贼堪称值得深入挖掘的"宝藏库"。

乌贼墨是由细小黑色颗粒构成的黏稠、混浊的液体。主要化学成分为黑色素和蛋白多糖复合体。乌贼墨能够抗菌、防腐。乌贼墨中的多糖成分具有抗肿瘤活性，可以诱导人卵巢癌细胞株 SKOV-3 凋亡；还具有一定的抗氧化活性，能够增强免疫功能等。乌贼墨中的多肽、肽聚糖成分也具有多种生物活性。

乌贼肉富含蛋白质，营养价值高，通过蛋白酶水解可获得多种生物活性肽类物质。研究人员使用一种蛋白酶水解乌贼肉，发现乌贼肉水解物中含有可以抑制血管紧张素 I 转化酶的肽类化合物，而某些药物——如治疗高血压和某些类型的充血性心力衰竭的卡托普利——就具有抑制血管紧张素 I 转化酶的作用。除了上述这类化合物，乌贼肉中可能还存在其他类型的活性化合物，有很大的研究空间。

不仅乌贼肉富含蛋白质，乌贼皮中蛋白质所占比例也相当高。乌贼皮的主要营养成分有胶原蛋白等。研究人员从乌贼皮中提取的胶原蛋白不仅具有美容养颜的功效，还表现出促进伤口愈合的能力；通过微生物酶制剂处理乌贼皮得到的明胶水解物，具有一定的抗氧化活性。

小链接

抑制酶活性的药物

酶是由生物体内细胞产生的一种生物催化剂，一般由蛋白质组成，可以催化某些生物化学反应，促进生物体的新陈代谢。有时，为了治疗某些疾病，需要降低酶的活性甚至使酶完全丧失活性，这时抑制人体内酶的药物就能"大显身手"了。例如，抑制血管紧张素 I 转化酶的药物，可以使血管紧张素 I 转化为有升高血压作用的血管紧张素 II 的过程受到抑制，从而达到降血压的目的。

小链接

透明质酸

透明质酸是一种糖胺聚糖，广泛存在于人体细胞间质中，有很强的保湿作用。透明质酸的应用范围非常广，如多种眼科手术、医疗美容、制作药物靶向制剂等。生活中，我们在滴眼液的说明书上常会看到透明质酸这种成分。

乌贼的眼睛所含的透明质酸、乌贼内脏所含的多肽都具有一定的抗氧化能力，乌贼内脏中还含有抗肿瘤活性物质等。相信随着深入的研究，人类能从乌贼这个"宝藏库"中获得更多的"奇珍异宝"。

亦食亦药

乌贼的味道鲜美，营养丰富，烹饪方法多样，可红烧、白切、爆炒等，不管是哪一种做法，都鲜香四溢，让人赞不绝口。但是乌贼可不仅仅是餐桌上的一道美食。

乌贼富含蛋白质、无机盐、碘等营养物质。日常生活中可适量食用，补充人体所需要的蛋白质，补充碘、铁、磷等元素，帮助骨骼发育以及预防贫血，增强自身免疫力。清代医学家王孟英在《随息居饮食谱》里记载，乌贼"愈崩淋、利胎、调经带、疗疝瘕，最益妇人矣"。

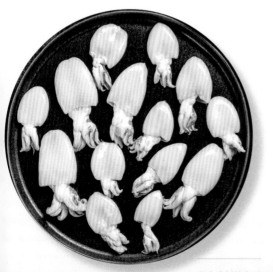

作为食材的乌贼

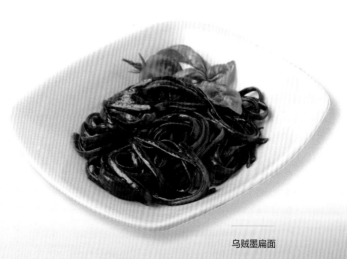

乌贼墨扁面

乌贼婆献珠

说起海螵蛸的药用，还有一则"乌贼婆献珠"的故事呢。很久以前，有一个渔人名叫海旺。他的母亲生了病，心口痛（其实就是胃病）。他忧心不已，到处求医问药，都没有治好母亲的病，出海捕鱼时想到此事，便难过得大哭。这时龙王府的乌贼婆来了，知道了海旺的难处，感受到他的孝心，于是告诉他嵌在自己骨背上的宝珠能治他母亲的病，让他挖走宝珠。不过宝珠已和乌贼骨合为一体，海旺只能削下一些骨粉，带回家给母亲服下，母亲的病很快痊愈了。此后，乌贼骨治胃病就流传下来。

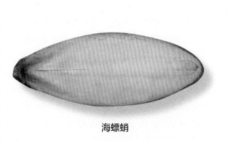

海螵蛸

海螵蛸，又名乌贼骨，属于动物类中药材，是把无针乌贼或金乌贼的内壳洗净、干燥而制成的。海螵蛸多呈白色或者微黄色。它的主要成分为碳酸钙、磷酸钙、壳角质、氯化钠等。海螵蛸可制成丸剂或散剂、煎汤以口服，也可以研磨成细粉以外用。

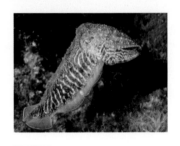

无针乌贼

海螵蛸具有收敛止血的功效。《太平圣惠方》中记载"乌贼骨，捣细罗为散，不计时候，以清粥饮调下二钱"，可用于治疗吐血及鼻衄不止。《山东中草药手册》记载"海螵蛸五钱，白及六钱。共研细末。每次服一钱五分，日服三次"，可用于治疗胃出血。该书还记录有"海螵蛸五钱，贝母、甘草各二钱，瓦楞子三钱。共研细末。每次服二钱"以及"海螵蛸一两（研末），阿胶三钱。共炒，再研末。每次服一钱，每日三次"，以上两方可用于治疗胃痛和消除吐酸的症状。

除了海螵蛸，乌贼的其他部分也有药用价值，例如，乌贼肉可用于妇女闭经的治疗，乌贼墨有止血作用。

乌贼能用来滋养人类的身体，治疗人类的疾病，是药食两用的佳品。

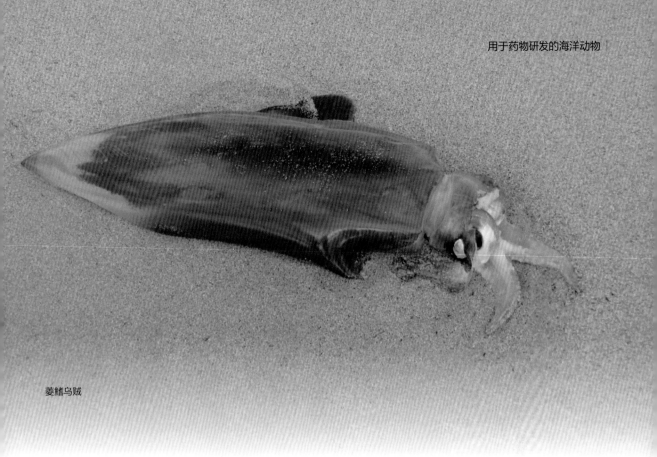

菱鳍乌贼

鱿鱼

重要水产

鱿鱼是一类属于软体动物门头足纲十腕总目枪形目的动物，有柔鱼科、枪乌贼科、菱鳍乌贼科等。

鱿鱼的外形较为修长，呈现圆锥形，外表苍白，存在些许的淡褐色斑；分为头部、胴部、足部三个部分。头部较大，生有10条腕，排列在口周围，尾端呈三角形。

鱿鱼主要分布于热带和温带浅海。它们主要以小型头足类、磷虾、沙丁鱼等为食。

鱿鱼是海洋渔业资源的重要组成部分，有着较高的经济价值。鱿鱼的

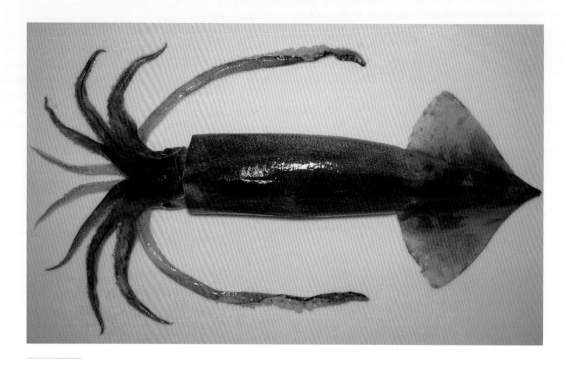

太平洋褶柔鱼

种类较多，目前市场中常见的鱿鱼属于枪乌贼科和柔鱼科，其中，柔鱼科的产量占比最大。

营养丰富

鱿鱼的蛋白质含量高。每100克鱿鱼鲜品中蛋白质含量高达16 ~ 18克。鱿鱼富含人体必需氨基酸，可食用部分含有的氨基酸组成较全面。不同地域的鱿鱼及鱿鱼的不同部位蛋白质含量存在一些差异，但整体氨基酸种类丰富。

鱿鱼还富含脂类物质。每100克鱿鱼鲜品中脂肪含量为1 ~ 2克。

脂肪主要聚集在内脏中，以磷脂为主。磷脂是细胞膜的主要成分，有很重要的生理功能，具有降低血清胆固醇浓度、改善血液循环、预防心血管疾病等作用。

　　鱿鱼含有丰富的维生素以及钾、钠、钙、镁、锌、铁、磷等元素。鱿鱼体内含有牛磺酸，可用于调节血糖、降低血脂水平、预防和治疗高血压，也可用于降低眼压、缓解视疲劳、增强机体免疫力。

　　鱿鱼的加工副产物可以应用于其他行业。鱿鱼体内的胶原蛋白具有抗氧化作用，可应用于化妆品行业；软骨素具有降血脂、保湿等功效，可应用于临床医学、化妆品行业；多糖具有显著的抗肿瘤、增强机体免疫机能等作用，可用于生物医药行业。

　　鱿鱼的资源储量大，营养丰富，具有较大的开发利用空间。

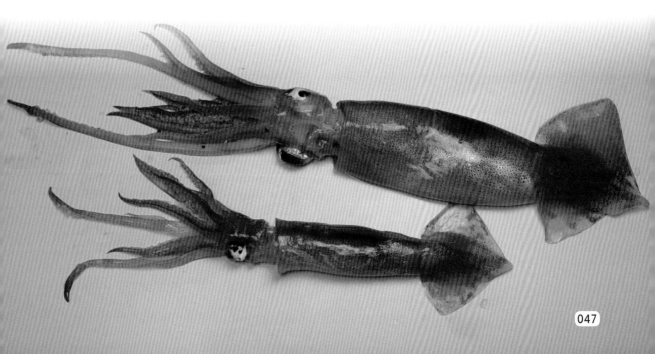

药用价值

　　鱿鱼中的枪乌贼具有一定的药用价值。枪乌贼属于动物类中药材。基原（指科属）主要包括分布于南海的中国枪乌贼、主要分布于渤海与黄海的日本枪乌贼以及分布于黄海和南海的莱氏拟乌贼。在春夏季节，渔民捕获枪乌贼，除去内脏和内壳后，将枪乌贼肉鲜用或者晒干保藏。

　　枪乌贼味甘、略咸，药性温和，具有祛风除湿、清热解毒、活血化瘀、滋补、通淋等功效。

　　据《中国海洋药物辞典》记载，煮食火枪乌贼肉 100 克，可治疗产后体虚。枪乌贼也可与其他药材搭配使用。

　　近年来，对中国枪乌贼墨汁提取物的研究显示，中国枪乌贼墨汁提取物具有一定的抗肿瘤作

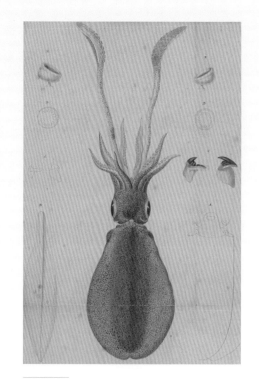

莱氏拟乌贼

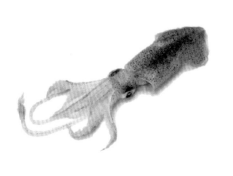

日本枪乌贼

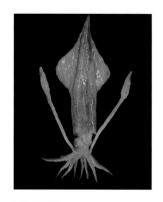

中国枪乌贼

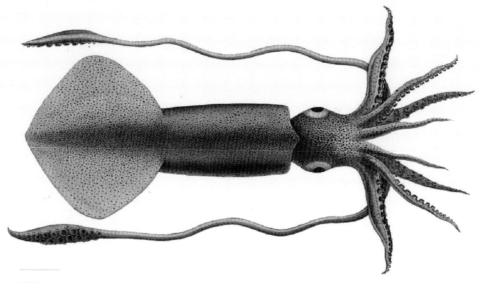

褶柔鱼

化学治疗

化学治疗简称化疗，是指应用抗肿瘤化学药物来治疗恶性肿瘤，是目前对恶性肿瘤的一种全身治疗方法。化学治疗始于 20 世纪 40 年代。随着抗肿瘤药物的研发，化学治疗快速发展。现在常用的化学治疗药物有环磷酰胺、紫杉醇、长春新碱等。

用，能够抑制人宫颈癌细胞（海拉细胞）、人鼻咽癌细胞（CNE-2Z）、人白血病细胞（HL-60）的增殖，并对化学治疗药物环磷酰胺所致骨髓造血损伤有拮抗作用。

章鱼

有趣的特点

章鱼，又叫八爪鱼，但它并不是鱼，而是属于软体动物的头足类。章鱼没有骨骼，几乎完全由柔软的肌肉组成；头部与躯体分界不明显，头上长有复眼和 8 条可收缩的腕。章鱼的眼睛构造和人类的眼睛非常相似。多数种类的章鱼每条腕上长有两排肉质的吸盘，腕非常灵活，可以用于抓捕猎物，也可以用于移动。

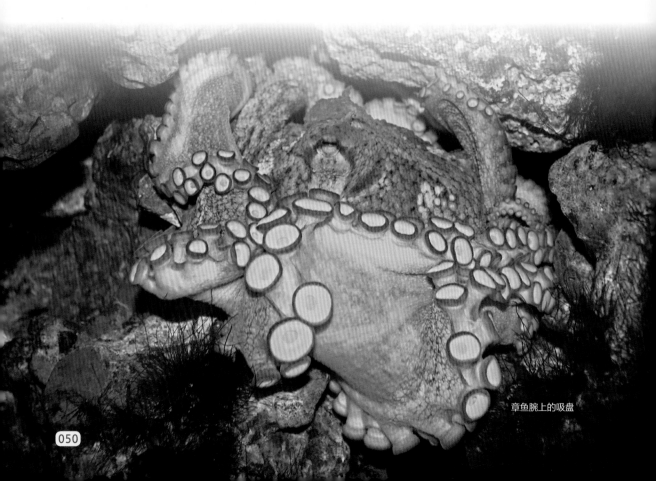

章鱼腕上的吸盘

　　章鱼有三颗心脏，流着蓝色的血液；有两套神经系统，一套是大脑系统，另一套与吸盘相连。章鱼的智力水平较高。有研究人员做过一个实验，把章鱼的食物放在有瓶盖的玻璃容器中，章鱼居然用腕打开了瓶盖，取到了食物。如此看来，章鱼还真是海洋中的智多星呢！

　　在杀机四伏的海底世界，章鱼虽然没有坚硬外壳的保护，但是不缺少"防身本领"。自身没有外壳，章鱼便借用别人的。章鱼藏身于贝壳中，然后用腕上的吸盘把贝壳合上，打造严密坚硬的避身所。

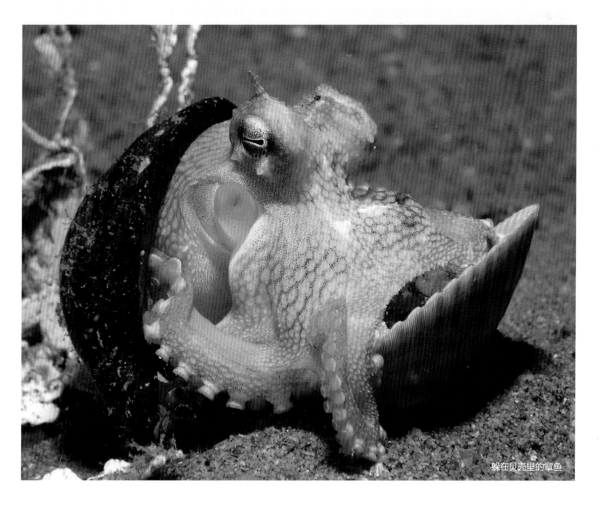

躲在贝壳里的章鱼

变色是章鱼的第二个"防身本领"。这种变色能力来自章鱼皮肤内部的色素细胞。当面临危险时，章鱼可以通过肌肉的缩放来控制自己的姿态、体色的变化。一方面可以隐藏自己，另一方面可以装扮出敌人克星的样子来恐吓对方，保护自己。除此之外，章鱼也可以像乌贼一样，喷射"墨汁"，释放"烟幕弹"迷惑敌人，借以逃生。

章鱼具有很强的再生能力。每当章鱼遇到敌人，难以逃脱时，便会抛掉某些腕，用于迷惑敌人，趁机迅速逃离。章鱼会通过收缩血管，减少伤口处的血液流失，使伤口迅速愈合，很快便能长出新的腕。

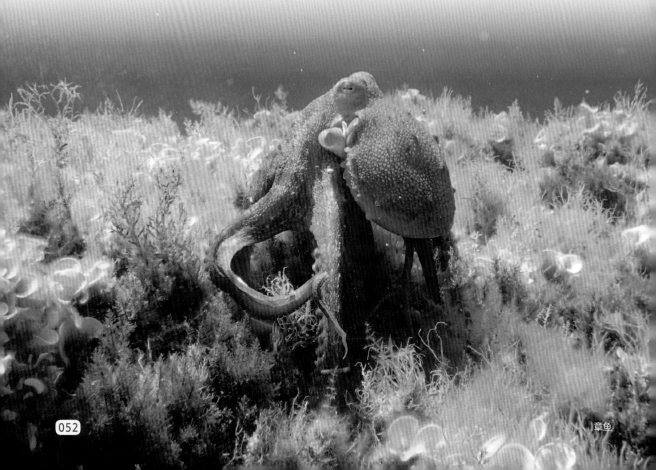

章鱼

活性多样

章鱼含有丰富的蛋白质以及一定量的碘、锌等微量元素。碘元素是构成甲状腺素非常重要的原料，适当地食用章鱼有利于补充碘元素，提高机体代谢水平，增强免疫力，增进食欲，促进消化。

章鱼富含天然牛磺酸。牛磺酸能够在中枢神经系统中发挥作用，具有多种生理功能，例如，预防心血管疾病，改善内分泌状态。

章鱼体内含有章鱼胺，是一种天然 β_3-肾上腺素受体激动剂。1951年，章鱼胺在真蛸的唾液腺体中被发现。章鱼胺能够调节人体新陈代谢、保持血糖平衡、提高注意力等。

除此之外，章鱼体内含有多种糖蛋白，并且不同部位有糖链结构不同的糖蛋白，它们具有抗凝血、抗肿瘤、免疫调节等作用，有着潜在的药用价值。章鱼体内还存在着章鱼碱、章鱼毒素等多种天然生物活性物质，能够在血压调节、促进消化、增强记忆力等方面发挥重要作用。

望潮

章鱼的别名较多，《临海异物志》中称之为值鱼，《本草图经》中写为石距，《闽中海错疏》中记为望潮，等等。

小链接

甲状腺素

甲状腺素是由甲状腺上皮细胞分泌的碘化氨基酸衍生物。主要生理作用是调节机体的基础代谢和生长发育等。

小链接

章鱼毒素

章鱼毒素又称头足类毒素，是从真蛸、大章鱼和麝香蛸的唾液腺中分离的蛋白质神经毒素。从危害方面讲，它可以阻断神经末梢传导，引起呼吸困难和衰竭。从医学用途方面讲，它可以提高冠状动脉血流量、改善心肌供血和防止血栓形成。

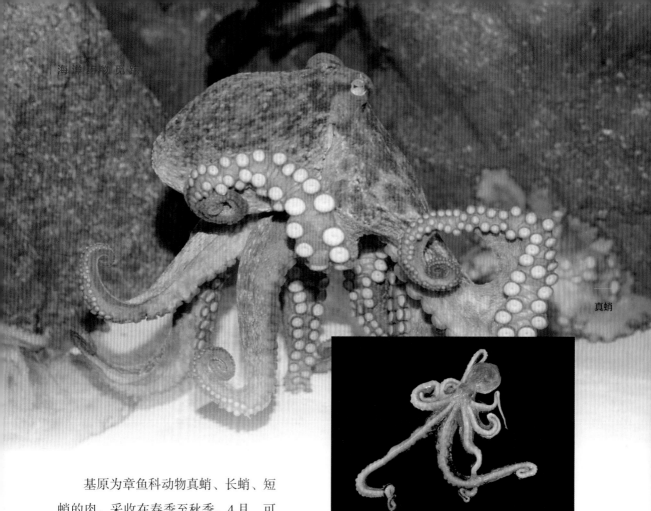

真蛸

长蛸

基原为章鱼科动物真蛸、长蛸、短蛸的肉。采收在春季至秋季。4 月，可以将红螺绑在绳子上，投入海中，隔夜取出；11 月至 12 月可以用小蟹作为诱饵，在夜间进行捕钓。加工处理较为简单，将捕获的章鱼除去内脏，晒干或者鲜用即可。

章鱼味甘、咸，可煎汤内服，也可捣烂后外用。章鱼具有滋补强壮、益气养血、解毒生肌、通经下乳的功效，主治气血虚弱、血虚行经不畅、痈疽肿毒、久疮不愈和产后缺乳。

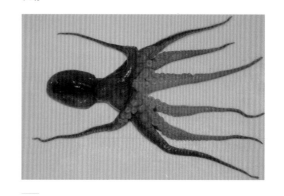

短蛸

《中华食物疗法大全》中则记载了"章鱼适量，煮食"可用于治疗慢性溃疡。章鱼也可与其他药材搭配使用：与莲藕同食可用于治疗高血压；与猪脚一起煮汤，食之可治疗产妇缺乳、产后气血虚弱；与花生米、大枣搭配可治疗贫血。

药物过敏是药物治疗中可能出现的现象，服用章鱼时也不能完全避免。服用期间出现全身瘙痒、起水泡等过敏现象时，可以将绿豆或高粱煎汤内服，15分钟后症状会有所缓解。

章鱼是神奇的物种，有着很多特性，如神经系统的复杂性、腕的灵活独立性、极强的逃脱和隐蔽能力等。深入探究章鱼，可能为人类带来许多有益启示。

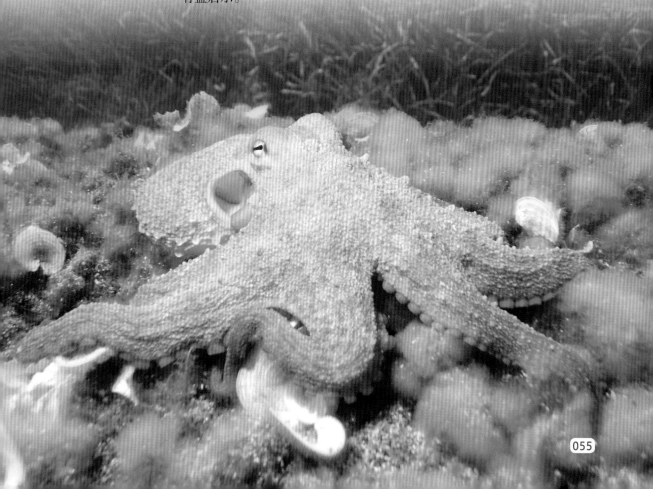

蛤蜊

"天下第一鲜"

退潮后赶海，是沿海居民生活中一件极其平常又充满乐趣的事情。许多居民拿着耙、水桶等工具，到滩涂上挖蛤蜊，既能体会到赶海的快乐，又能获得海鲜食材，收获满满。蛤蜊被誉为"天下第一鲜"，作为美食深受人们的喜爱，但它不仅仅是一道美食，让我们一起去了解它吧！

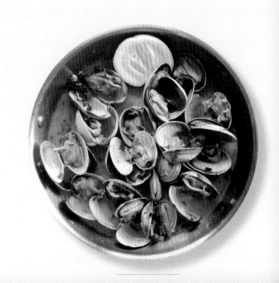

用蛤蜊做的美食

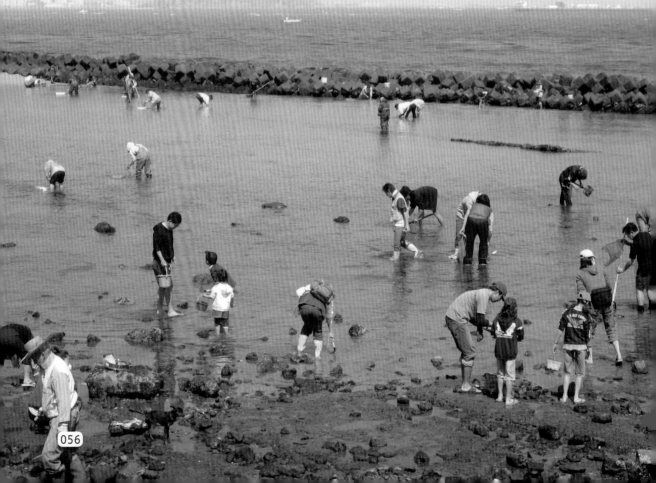

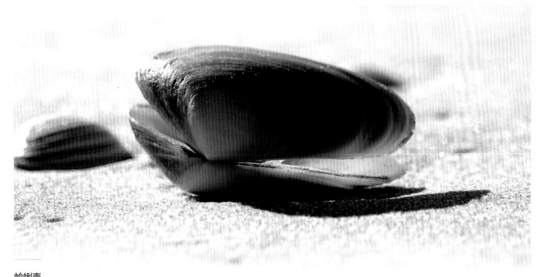

蛤蜊壳

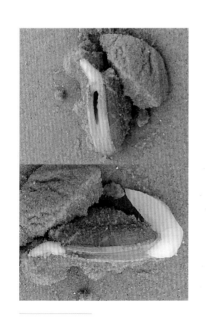

一只蛤蜊藏入沙中

蛤蜊属于软体动物门双壳纲帘蛤目蛤蜊科，在世界各大洋都有分布。

蛤蜊壳表面长有同心环纹，大多呈现灰白色或棕黄色，壳内面则为白色，略带光泽。

蛤蜊将柔软的身体包裹在壳内，是它保护自己的有效手段。但这种手段也不能完全避免捕食者的攻击，毕竟某些海洋动物是有打开蛤蜊壳的"技能"的。那么，移动缓慢的蛤蜊遇到危险时，怎么办呢？通常情况下，蛤蜊会寻找一块"宝地"，在沙里挖坑，将自己掩埋起来，保护自己。

蛤蜊是怎样吃饭的呢？蛤蜊是滤食性动物，利用入水管吸入海水，摄入里面的营养物质，然后利用出水管排出剩余的海水和泥沙。

大有可为

对蛤蜊化学成分的研究尚处于起步阶段，关于其生物活性物质的研究报道也较少。尽管如此，已有研究表明蛤蜊含有多种生物活性物质，有类胡萝卜素、脂类、多糖、蛋白质等。

蛤蜊中包含的脂类可以分为脂肪酸类和脂肪醇类。脂肪酸类又分为饱和脂肪酸和不饱和脂肪酸，不饱和脂肪酸中的二十碳五烯酸（EPA）和二十二碳六烯酸（DHA）具有降低血脂水平等作用。研究人员从来源于辽东湾的蛤蜊中获得了 15 种脂肪酸，其中饱和脂肪酸 7 种、不饱和脂肪酸 8 种。蛤蜊中含有丰富的脂肪酸，值得深入研究。

蛤蜊含有的多糖类化合物有抗凝血作用。1951 年，研究人员从大西洋浪蛤中发现了一种抗凝血物质，随后进一步研究，分离纯化得到了硫酸多糖类化合物，发现其在体外具有较高的抗凝血活性。

蛤蜊富含蛋白质。研究人员从蛤蜊中发现了具有抗菌、降血压

小链接

不饱和脂肪酸

不饱和脂肪酸是含有一个或多个不饱和键的脂肪酸，是人体不可缺少的脂肪酸，具有多种生理功能。例如，二十二碳六烯酸对大脑和视网膜的发育非常重要，还具有降低血清总胆固醇及低密度脂蛋白胆固醇浓度等作用。

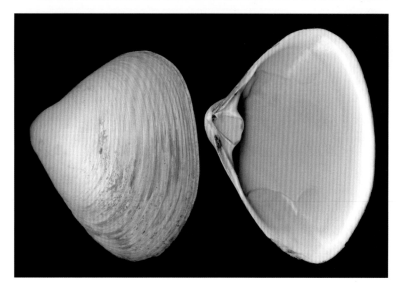

大西洋浪蛤的壳

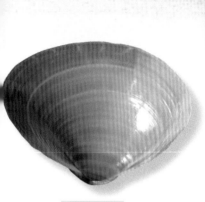

射线马珂蛤的壳

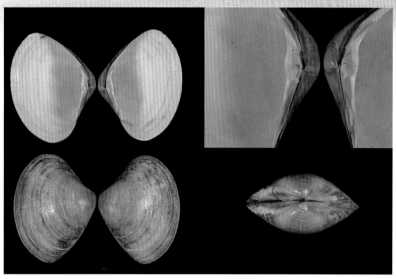

西施舌的壳

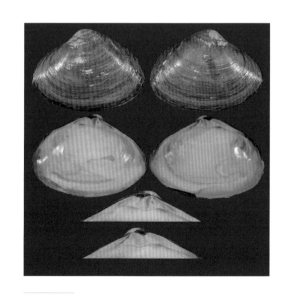

北极贝的壳

作用的蛋白质。日本东北大学的研究人员从射线马珂蛤中发现了一种水解酶，这种酶能够水解含有氨甲酰和硫脲基团的贝类毒素。西施舌的蛋白质水解物中含有人体必需氨基酸。

　　研究人员从来源于日本海岸的北极贝中分离出一种天然化合物，命名为 Spisulosine，代号 ES-285。ES-285 是一种新型海洋细胞毒素剂，已被临床前研究证实对实体瘤、淋巴瘤、白血病具有一定的抗肿瘤活性。截至 2019 年 12 月，ES-285 处于 Ⅰ 期临床试验阶段。

物美价廉

蛤蜊肉的营养价值丰富，含有蛋白质、维生素以及钙、铁、镁、锌等多种人体必需的元素。可以说蛤蜊肉是高蛋白、高铁、高钙、少脂肪的佳品。

蛤蜊肉很早就被人们食用了。北魏贾思勰的《齐民要术》中记载了烤蛤蜊，清代袁枚的《随园食单》中记载了韭菜炒蛤蜊肉和用蛤蜊肉做汤。除此之外，蛤蜊还可以爆炒、清蒸、煲粥等，不管采用哪一种烹饪方法，做出的菜品都鲜美可口。

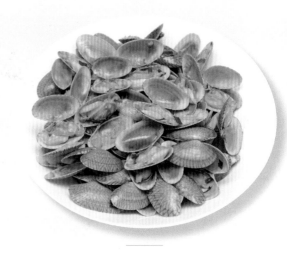

爆炒蛤蜊

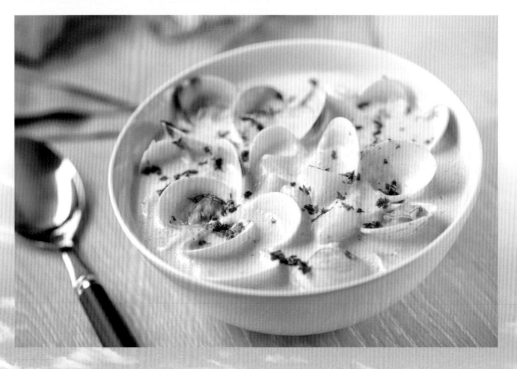

蛤蜊浓汤

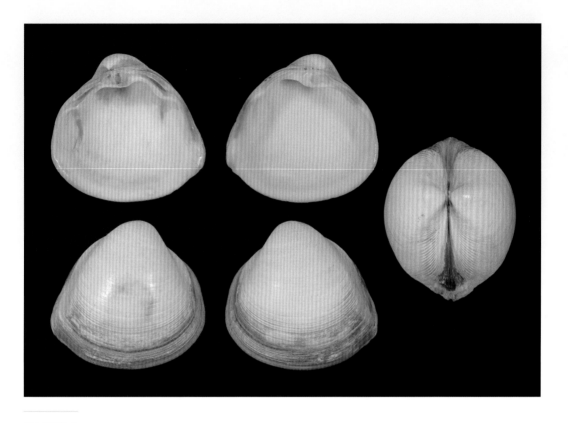

四角蛤蜊的壳

　　基原为蛤蜊科动物四角蛤蜊、平蛤蜊、澳洲獭蛤的肉。采捕后，用沸水略烫，剖掉外壳，取出蛤蜊肉，鲜用或者晒干皆可。蛤蜊肉"味咸，寒，无毒"（《日用本草》），多为煮食，有滋阴、利水、化痰、软坚的功效，可用于消渴、水肿、崩漏等的治疗。

　　蛤蜊科动物四角蛤蜊、平蛤蜊、澳洲獭蛤、异侧蛤蜊、不等蛤蜊的壳经过煅烧研磨制成的蛤蜊粉，也是一种中药材。蛤蜊粉可制成丸剂、散剂以口服，也可外敷，具有清热、利湿、化痰、软坚的功效，主要治疗痰饮喘咳、水气浮肿、小便不通等。蛤蜊粉还可与多种药材搭配。《太平圣惠方》记载"蛤粉半两，麻根半两。捣细罗为散，每于空心，以新汲水调下二钱"，

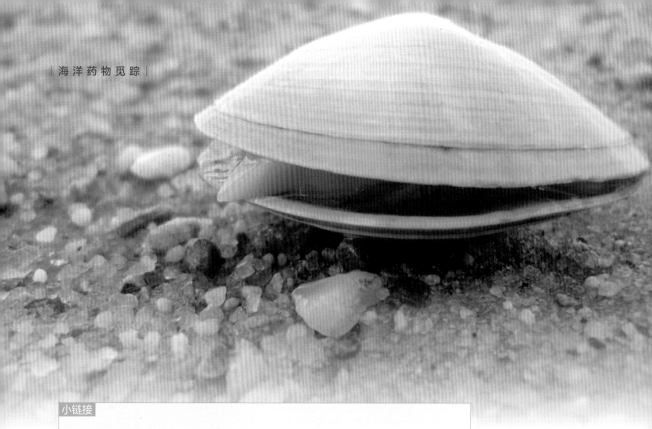

小链接

黛蛤散的故事

　　宋代张杲在《医说》中记载了黛蛤散的故事。宋代有位医官李防御,为宋徽宗的一位妃子诊治。这位妃子的症状是咳嗽,无法入睡,脸肿如圆盘。李防御用了多次药,都不见效,压力极大。

　　他在家中想不出对策,十分愁苦。这时,他听到外面有人叫卖咳嗽药,号称灵验,于是派人购买。他亲自试药,未感到不适,于是将药带入宫中给妃子服用。那位妃子当夜便不咳嗽了,次日早晨脸肿也消退了。

　　李防御请卖药人来家中做客,热情地招待了他,并向他表达了希望买下这味药的药方。卖药人如实相告:以蛤壳为主,放在新瓦上煅烧至通红,然后研成末,再拌入少许青黛即可。

　　后来,人们将此药称为黛蛤散。

可用于治疗小便不通;《百一选方》记载"大蒜研烂,以蛤粉和,无分两,可丸即止,如梧桐子大,每服十丸,白汤下",可用于治疗气虚水肿浮胀。

虾和蟹

"虾兵蟹将"

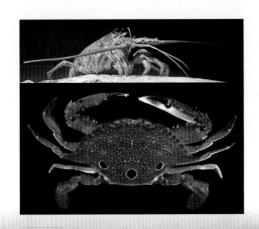

"虾兵蟹将"

《西游记》第三回描写道"东海龙王敖广即忙起身，与龙子龙孙、虾兵蟹将出宫"，为我们带来极具想象力的画面：海洋中的虾和蟹身穿战甲，手举兵刃，化身为将士，守护在东海龙王身边。在古代神话中，虾兵蟹将大多存在于气派的海底龙宫中，有自己的职责。那么在现实生活中，它们又扮演着什么角色呢？

海洋生物虾和蟹属于节肢动物门甲壳纲十足目，种类繁多，分布广泛。

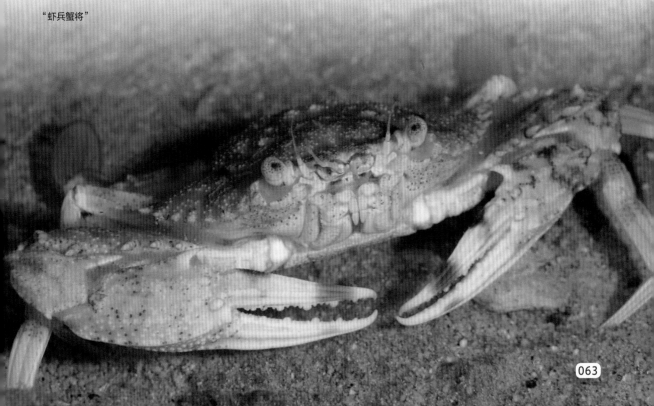

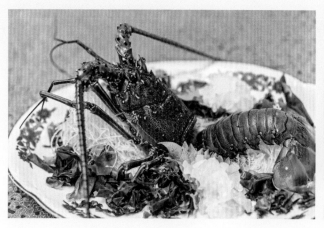

龙虾

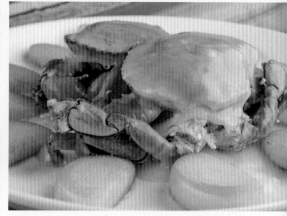

黄油焗青蟹

　　虾类有着明显的形态特征，身体扁长，背部弯曲呈节状。虾由头胸部和腹部构成。头胸部含有内脏等重要器官，被甲壳覆盖保护。虾类的主要活动方式为游泳，不仅可以依靠腹部的屈伸动作缓慢前行，还可以依靠五对腹足协作划水，提供动力来完成长距离游泳。

　　蟹类体形大多宽扁，左右对称分布，全身被甲壳包裹。蟹壳形状各异，颜色大多为青色、深绿色等，平滑且有光泽。腹部退化，侧面含有五对胸足，分为一对螯足和四对步足。螃蟹有着宽扁的身体以及只能向内收缩的步足，在横向前行时稳定性更强，所以大多数螃蟹是横着走路的。

"变废为宝"

　　虾和蟹是餐桌上比较常见的美食。人们在饱餐虾肉、蟹肉后，产生了许多厨余垃圾——虾壳、蟹壳。如果只将虾壳、蟹壳作为肥料，虽然在一定程度上做到了物有所用，但未做到物尽其用。

　　虾壳、蟹壳中含有虾青素、甲壳素、氨基酸、碳酸钙等多种生物活性

类胡萝卜素

类胡萝卜素是一类不溶于水的色素，对人体有抗氧化、免疫调节等功效。

物质。其中，关于虾青素和甲壳素的研究较多。

虾青素是一种天然的酮式类胡萝卜素，广泛存在于生物界中，最早于1933年从虾、蟹中提取获得。化学结构特点使得虾青素具有很强的抗氧化活性。虾青素可应用于化妆品行业，利用超强的自由基清除能力，防止皮肤细胞受到自由基的损伤，起到抗氧化作用，在一定程度上延缓皮肤衰老。虾青素能够提高B淋巴细胞和T淋巴细胞的分化增殖能力，提高人体的免疫力；能够抑制炎性细胞因子表达，具有一定的抗炎作用等。

甲壳素，又名甲壳质、几丁质，是一种含氮多糖类物质，广泛存在于昆虫和甲壳类的外壳、软体动物骨骼与某些藻类或菌类的细胞壁中。甲壳素及其衍生物具有一定的降血脂、抗病毒、抗肿瘤、抑菌等生物活性。甲壳素经强碱作用脱去乙酰基，得到壳聚糖。壳聚糖是自然界中唯一的碱性多糖，能溶于稀酸，可以通过化学反应生成多种衍生物，在医药、食品、农业、化工等领域应用广泛。以壳聚糖及其衍生物为原料，开发了很多针对创伤等的止血材料。

中国海洋大学医药学院研发的几丁糖酯（PS916）是以海洋动物蟹类的甲壳素作为原料，经过脱乙酰基、羧甲基化和硫酸酯化等一系列的结构修饰，得到的一种硫酸多糖。几丁糖酯表现出抗氧化、调血脂的作用，在动物实验中能防止动脉粥样硬化形成。2001年8月，国家药品监督管理局批准几丁糖酯作为国家一类新药进入临床研究，主要用于防治动脉粥样硬化。与其他抗动脉粥样硬化药物相比，几丁糖酯具有原料易得、价格低廉、毒副作用小等优点。截至2019年12月，几丁糖酯已进入Ⅲ期临床试验阶段。

虾壳、蟹壳本是餐桌上被人们丢弃的厨余垃圾，但随着自身含有的生物活性物质逐渐被发现，已完成了身份的转换，"变废为宝"，应用于医药等行业。

"虾兵蟹将"的守护

《中华海洋本草精选本》记载，对虾的基原是墨吉对虾、中国对虾、鹰爪虾的肉或者虾的全体。在春至秋季捕捞采集，用清水洗净外壳后，把对虾壳晒干、研磨成粉，对虾肉可直接鲜用或冷冻保藏，也可晒干备用。

对虾及对虾壳皆可煎汤口服，也可外用，主要用于治疗肾虚阳痿、筋骨疼痛、麻疹等疾病，在多本药物著作中都有描述。《中国药用海洋生物》记载了对虾具有补肾壮阳、滋阴、健胃的功效。《全国中草药名鉴》表述了对虾具有通乳、透疹等作用。对虾还可与其他药材搭配使用，例如，对虾肉与冬虫夏草搭配可用于治疗阳痿。

龙虾的基原为中国龙虾、锦绣龙虾、波纹龙虾等的全体。味甘、咸，性温，与对虾相似，主要具有壮阳补肾、滋阴、安神的功效。

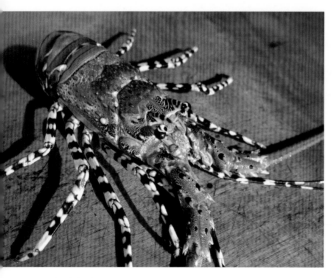

锦绣龙虾

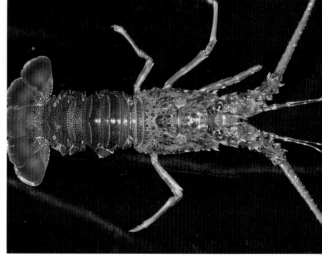

波纹龙虾

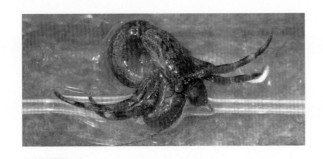

小形寄居蟹

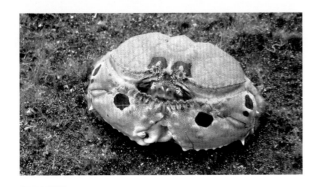

逍遥馒头蟹

《中华海洋本草精选本》记载，寄居蟹的基原为长腕寄居蟹、小形寄居蟹等去掉螺壳后的全体。寄居蟹有补肾壮阳、活血散瘀、除湿利尿的功效。《中华本草》记载其"主治淤血腹痛，跌打损伤，淋巴结肿"。

青蟹、馒头蟹和梭子蟹也是药用海洋生物。

古代神话里的虾兵蟹将是海龙王的手下，在现实生活中，虾和蟹不仅可做成一道道令人食指大动的美食，还能用于医药等领域，颇具价值。

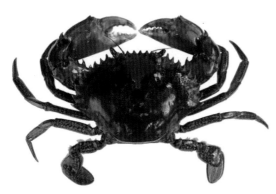

锯缘青蟹

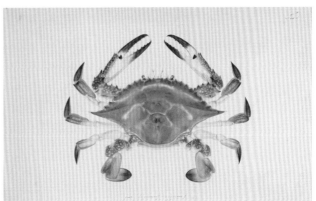

三疣梭子蟹

海参

陆有人参，海有海参

提到人参，人们往往会想到它是一种极具滋补作用的名贵药材。人参是植物，生长于陆地。陆有人参，海有海参，在浩瀚的海洋中，存在着动物海参，价值较高。

海参属于棘皮动物门海参纲。海参的种类很多，不同种类的海参在形态上存在着差异。常见的食用海参大多呈粗壮的圆筒状；体表长有凸起的肉刺，称为疣足；腹面平坦，长有管足，管足是海参的运动器官。

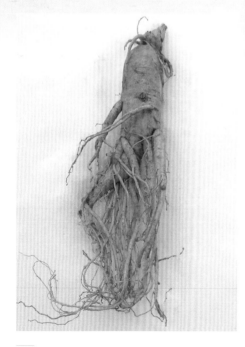

人参

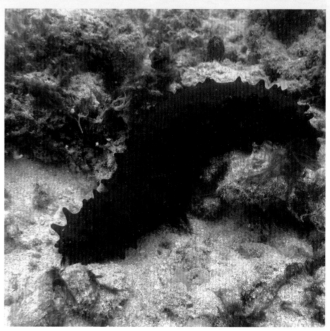

绿刺参

海参通常在海洋中依靠着管足和肌肉的伸缩缓慢移动。海参没有坚硬的外壳，也不能快速移动躲避攻击。为了在弱肉强食的海洋环境中生存，海参练就了一套自己的保命技能、逃生之术。

当遇到强敌攻击时，海参可以将内脏从肛门排到体外，以吸引捕食者的注意，从而获得逃生时间，再借助内脏喷出所产生的反作用力加速逃生。那么失去内脏的海参还能存活吗？当然能！不用担心，海参有着很强的再生能力，排出内脏后还会再长出新的内脏。

海中人参

海参味道鲜美、营养丰富，不仅是令人赞不绝口的美味佳肴，还是上好的补品良药，所具有的药用价值备受人们关注。

海参中含有许多小分子生物活性物质，它们结构多样，活性广泛。这些小分子生物活性物质有海参多糖、海参皂苷、海参多肽等，具有抗肿瘤、抗菌、抗凝血、免疫调节等作用。其中，海参多糖及海参皂苷被研究得较多。

海参皂苷是海参的主要次级代谢产物，也是海参进行化学防御的物质基础。海参皂苷是海参所特有的一类三萜皂苷，化学结构比较复杂。

小链接

皂苷

皂苷是由三萜或甾体等非糖部分（苷元）和糖部分通过苷键连接而形成的化合物。皂苷不仅存在于陆地高等植物（如多种中草药）中，还存在于海参、海胆及海星等海洋生物中。

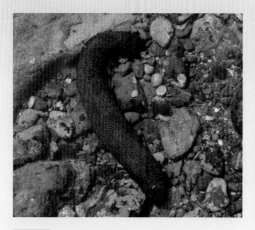

玉足海参

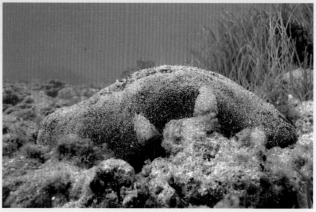

黑乳海参

海参皂苷具有抗菌活性。早在 1961 年，研究人员就从玉足海参中分离出了三萜皂苷，随后进一步研究完成了结构解析及活性评价，药理结果显示它对多种真菌表现出较好的抗菌活性。海参皂苷也具有一定的抗肿瘤作用。2007 年，研究人员从来源于福建东山的黑乳海参中分离获得了一种海参皂苷，这种化合物对多种肿瘤细胞表现出较强的抗肿瘤作用。

海参皂苷还表现出减轻胰岛素抵抗的作用。海参皂苷可以降低糖尿病小鼠的空腹血糖水平，减轻糖耐量的异常，降低血清胰岛素水平和胰岛素抵抗指数，这说明海参皂苷有着降血糖和改善胰岛素抵抗的作用。2019 年，研究人员通过研究发现海参皂苷可以缓解实验小鼠的骨质疏松。同年，研究人员研究表明，海参皂苷能抑制动脉粥

小链接

胰岛素抵抗

胰岛素作用的靶器官（如肝脏）对一定量胰岛素的生物学反应低于正常预计水平的现象，即对胰岛素生理调控效应的抵抗。它包括胰岛素对内源性葡萄糖产生的抑制效应、胰岛素对外周组织（主要是骨骼肌）葡萄糖摄取和糖原合成的刺激性效应及胰岛素对脂肪组织脂肪分解的抑制效应。胰岛素抵抗是 2 型糖尿病发病的机制之一。

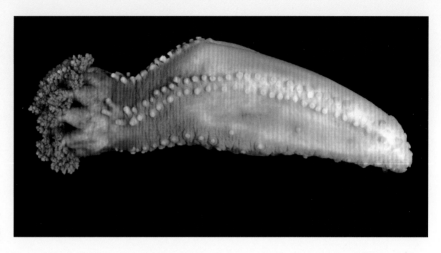

冰岛刺参

样硬化斑块形成，降低甘油三酯的浓度。低剂量的冰岛刺参皂苷可使抗体增多，促进单核细胞的吞噬作用和细胞因子（如白细胞介素－6）的释放，从而强化实验小鼠的非特异性免疫、体液免疫功能。

海参多糖是海参体壁的一类重要成分，是海参所特有的物质。海参多糖表现出了多种生物活性，如抗肿瘤活性、免疫调节等。

玉足海参多糖是从玉足海参的干燥体壁中分离得到的一种硫酸岩藻糖化硫酸软骨素，主要由氨基半乳糖、葡糖醛酸和岩藻糖组成。玉足海参多糖具有一定的抗凝作用，主要用于治疗血液栓塞性疾病及缺血性脑卒中。我国自主研发的海洋药物——络通的主要成分正是玉足海参多糖。截至2020年年底，络通处于Ⅲ期临床试验阶段。2022年，一种治疗静脉血栓的海参寡糖（代号为YB209）获批进入Ⅰ期临床试验。

营养与药用价值

海参是一种滋补品，含有丰富的蛋白质、氨基酸、酸性多糖、维生素及钙、铁、锌等元素，营养成分多样，能增强人体免疫力。

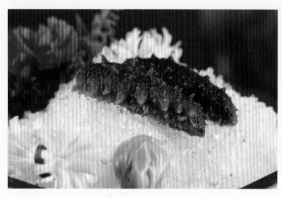
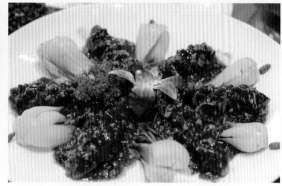

作为食材的海参   海参美食

海参中精氨酸含量非常高。精氨酸是人体胶原蛋白的重要合成原料，可帮助术后患者修复机体损伤，消除疲劳，恢复体力。海参体内富集微量元素钒。钒能够参与脂肪代谢，降低血脂水平，有利于防治心血管疾病。海参富含硫酸软骨素，可以延缓细胞衰老，长期食用，有助于皮肤光滑、细腻、润泽。

海参肉质细嫩，因富含肌肉纤维和胶原蛋白而富有弹性，可通过炖、煨、红烧、凉拌、煮粥等形式烹制，让人在享受美味的同时达到滋补身体的目的。海参的基原是仿刺参、花刺参、梅花参的全体。

海参味甘、咸，性平，具有补肾、益精、壮阳、养血生津、调经养胎等功效。早在明代，姚可成在《食物本草》中就有记载，海参"主补元气，滋益五脏六腑，去三焦火热"。清代《本草从新》中记载海参可以"补肾益精，壮阳疗痿"。后来的《本草纲目拾遗》《务中药性》等诸多著作，进一步丰富了关于海参功效的知识。药理实验表明海参具有免疫调节、抗肿瘤、调节血脂等作用。

荡皮参的基原是玉足海参的全体，具有抗凝血、抗肿瘤、免疫调节等药理作用。荡皮参味甘、咸，性温，煮食可用于治疗虚弱劳怯、肾虚

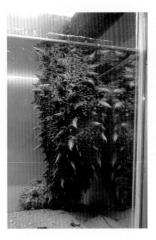
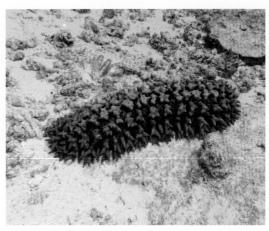

仿刺参　　　　　　　　梅花参

腰痛、肠燥便秘等。《海味营养与药用指南》记载，玉足海参可与木耳、
猪大肠搭配煮食，治疗便秘；与竹笋、荻菜搭配煮食，治疗虚劳。

　　随着海参营养价值和药用价值研究的不断深入，海参逐渐走入人们
的生活。

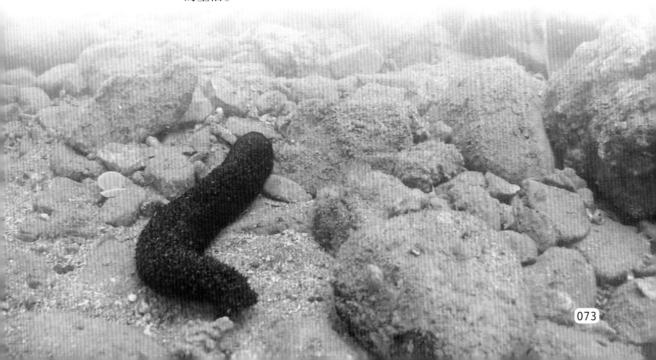

海星

你认识海绵宝宝的朋友吗?

在动画片《海绵宝宝》中,海绵宝宝有一个好朋友,名叫派大星。派大星是一只粉红色的海星,住在插着天线的石头屋里,对世界充满了好奇。这是动画片为我们塑造的海洋生物海星的形象。海星真的是这样吗?

海星属于棘皮动物门海星纲。海星大多呈现星形(包括五角星形),身体中央是体盘,从体盘向外延伸出数条中空的腕,腕的数量不等,为 5 条或 5 条以上,长短不一。海星的腕下长有密密的管足,管足末端长有吸盘,可用于捕获食物及攀附岩礁;嘴巴长在身体底面(口面)中部,与爬行经过的物体表面直接接触;肛门长在身体背面(反口面);整个身体由许多钙质骨板通过结缔组织结合而成,表皮长满了突出的刺和棘。

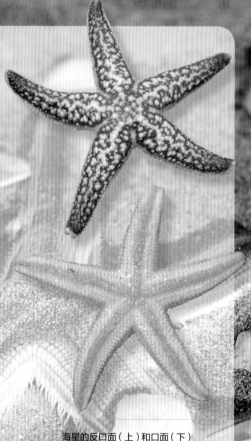

海星的反口面(上)和口面(下)

海星的生命力很顽强。海星面对捕食者捕杀时，因行动缓慢，难以全身而退。但海星的再生能力相当强，它的腕损伤或自切后可以再长出来，少数种类的海星自切下来的一条腕，能再生长出一只海星。凭借着这一技能，海星遇到强敌时，可以选择"断腕"逃跑，保住性命。在海滩上发现的"畸形"海星，大抵是劫后余生的。

有时人们在海滩上巧遇一只"派大星"，觉得它五角星一般的形状十分可爱，甚至有点浪漫。但是海星作为肉食动物，并不像派大星一样呆萌又温和，捕食起来也是个"狠角色"。可不要被海星的外表迷惑哦！

活性广泛

在海星的体内存在多种化学成分，有胶原蛋白、皂苷、甾醇、生物碱、多糖、多肽等，具有抗肿瘤、抗病毒、降血糖等生物活性。

海星的体壁较厚，其中蛋白质以胶原蛋白为主。海星的体壁可以作为提取胶原蛋白的原料。胶原蛋白是一种具有独特结构的蛋白质，是动物结缔组织的主要成

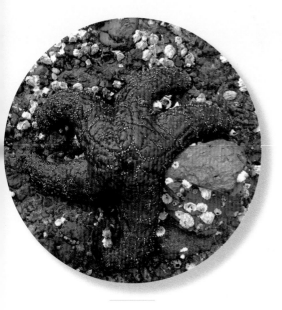

星形的海星

形态不同的海星

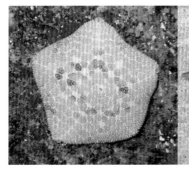
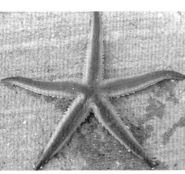
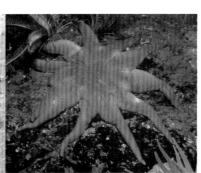

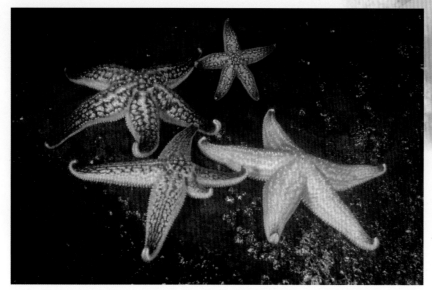

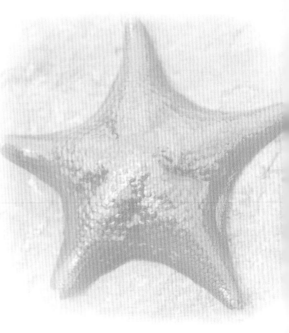

多棘海盘车

分。胶原蛋白具有促进组织修复的作用，能够加速创面
愈合，可用于创面修复及止血；还有助于延缓衰老、美
容养发，可用于化妆品的制作；食用级胶原蛋白可以强
筋健骨，增强免疫力。

　　海星皂苷是海星活性成分中被较早研究的一类化合
物，是从多棘海盘车中分离出的甾体皂苷，能抑制动物
排卵、使精子失活。从海星中提取的皂苷根据化学结构
的不同可分为三类，即硫酸酯甾体皂苷、多羟基甾体皂
苷及环状甾体皂苷。硫酸酯甾体皂苷主要分布在海星的
体壁和生殖腺。海星皂苷可直接作用于血管系统，具有
降血压的作用；海星皂苷具有抗菌活性，对革兰氏阳性
菌——金黄色葡萄球菌表现出抑制作用。

　　海星的体壁中还含有酸性黏多糖，具有降低血清胆
固醇浓度、抗凝血、改善微循环等作用；生殖腺中含有

不饱和脂肪酸——二十碳五烯酸和二十二碳六烯酸，其具有抗肿瘤、降血压、降血脂等生物活性。

海星的再生能力和繁殖能力较强，是海洋中资源丰富的生物。对海星的生物活性物质进行开发利用，可以给人类带来意想不到的收获。

药用价值

有的海星可以食用，清蒸、做汤皆可。海星的体壁坚硬，为不可食部分；海星的雌性生殖腺俗称海星黄，为可食用部分。海星黄含有较多蛋白质和脂肪，富含脂溶性维生素，还含有铁、铜、锌等多种元素。

海星的基原为槭海星科动物镶边海星的全体。镶边海星形状似五角星，长有 5 条腕，从中心呈放射状逐渐变细，末端钝圆；腕的下缘板表面长有颗粒，边缘长有小棘。

镶边海星通常栖息于浅海的海底，采收捕获

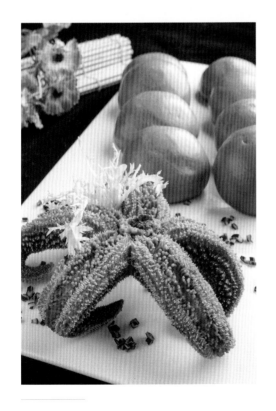

用海星做的美食

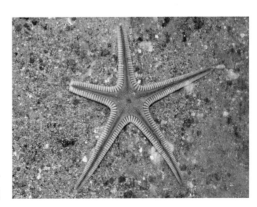

镶边海星

后，清理掉内脏，洗净、晒干后制得一种中药。海星味咸，性平，可煎汤口服，也可研末外用，具有软坚散结、清热解毒、和胃止痛的功效。《中华本草》描述了海星的主要功能，其可以解毒散结，和胃止痛，主治甲状腺肿大、瘰疬、胃痛泛酸、腹泻、中耳炎。

我国自主研发的海星甾醇琥珀酸酯（代号 A1998）来源于多棘海盘车，属于甾醇皂苷类。截至 2017 年，该药在国内处于 I 期临床试验阶段。

海星体内含有多种化学成分，具有广泛的生物活性。相信随着科学研究的不断深入，海星的药用价值将被进一步开发，期待来源于海星的新药问世。

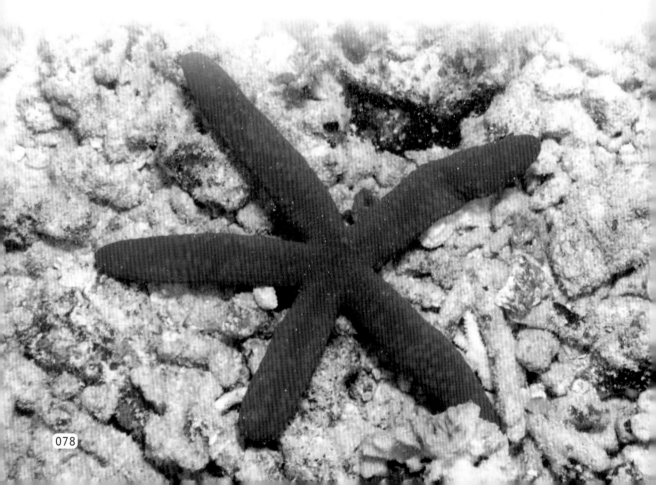

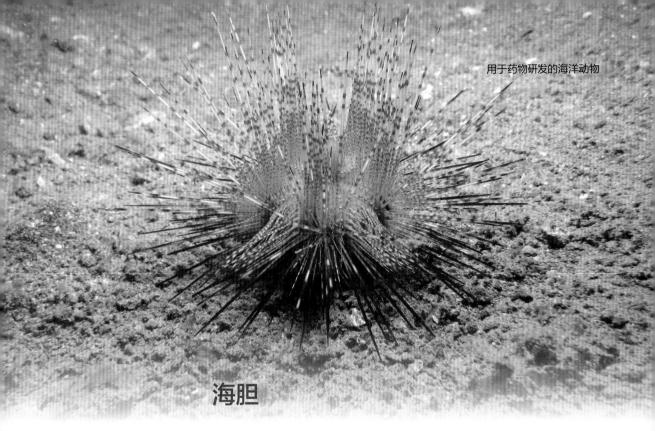

海胆

海中刺猬

　　神秘的海洋中，存在着多种多样的生物，有些外表鲜艳，令人眼前一亮，有些形状奇特，让人倍感好奇。海胆，便是让人有求知欲的生物。海胆的眼睛在哪里？海胆怎么行走？……诸多问题，吸引着人们去解答。

　　海胆属于棘皮动物门海胆纲，是较原始的无脊椎动物。多数海胆像略扁的圆球，少数海胆为心形或者圆盘形。海胆的身体被一个坚固的胆壳覆盖，胆壳上长满了长短不一的棘刺，壳上小孔中还延伸出一些管足，于是海胆看起来像一只蜷缩起来的小刺猬。海胆也是分"正面""反面"的。与海星类似，海胆的嘴巴长在贴地的一面，这面就称为口面，另一面称为反口面。

　　海胆没有眼睛，那么它怎么"看"东西？海胆虽然没有眼睛，但是有类似的器官来感受外界环境。海胆反口面的表皮细胞上存在着一些眼点，管足和棘刺上分布着感光细胞，能够探察到光线。海胆是昼伏夜出的生物，在夜间活动时，这些感光细胞对光线敏感，可以察觉出外界光线的变化，通过比较光线的强弱来获知周围的环境。

海胆体表布满棘刺，那么它是怎么行走的？海胆的管足及棘刺是主要的运动器官。在运动时，海胆会先把管足伸出来，牢牢地抓住岩石，然后身体下部的棘刺将身体抬起，帮助自己在海底缓慢爬行。

海胆的奇特繁殖现象让我们大开眼界。海胆是聚集性群居动物。在繁殖季节，如果有一只海胆将生殖细胞排出，就相当于释放了一种繁殖信号，在同一海区生存的所有性成熟的海胆收到信号，都会参与到繁殖中。

生物活性

海胆包含着多种活性物质，主要为色素、甾体皂苷、毒素、蛋白质、脂肪酸等。

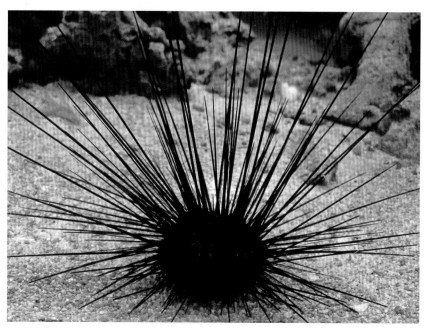

蓝环冠海胆

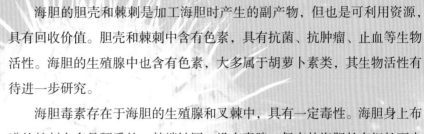

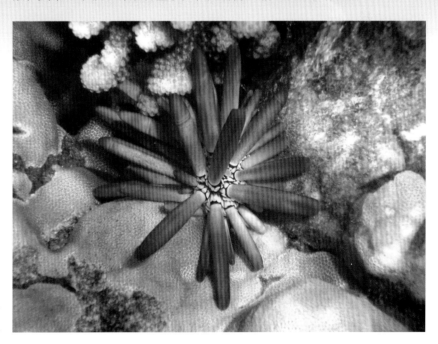

海胆的胆壳和棘刺是加工海胆时产生的副产物，但也是可利用资源，具有回收价值。胆壳和棘刺中含有色素，具有抗菌、抗肿瘤、止血等生物活性。海胆的生殖腺中也含有色素，大多属于胡萝卜素类，其生物活性有待进一步研究。

海胆毒素存在于海胆的生殖腺和叉棘中，具有一定毒性。海胆身上布满的棘刺大多是硬质的，棘端钝圆，没有毒腺，但有的海胆长有细长而尖锐的棘刺，呈中空状，容易折断，棘内的毒液可使人出现皮肤红肿、呼吸困难等中毒症状，严重时可能死亡。海胆毒素有的能够引起红细胞溶解，有的使肌肉对非直接性刺激不反应，表明海胆毒素可用来研究作用于神经、肌肉的药物，具有潜在的药用价值。

海胆含有丰富的氨基酸，含量最多的为甘氨酸。生殖腺中含有雌二醇、孕酮类等激素。脂肪中含有二十二烷酸、二十碳烯酸、豆蔻酸等多种脂肪酸，其中二十碳五烯酸含量较多，具有降血脂和抗血栓作用。

马粪海胆的胆壳

石笔海胆

除此之外，海胆中还含有磷脂、维生素、矿物质等。研究人员正在对海胆的各个部位进行充分的化学研究，通过分离提取获得新化合物，有助于发现新生物活性物质，为心血管系统、神经系统药物等的研发提供参考和药物资源。

海胆入药

有时打开海胆坚硬的外壳，可见五块黄色稠粥样物，这是海胆的可食用部分，称为海胆黄。海胆黄是海胆的生殖腺，味道鲜美，可以清蒸，可以炒饭，可以做寿司，还能做成饺子馅儿……种种吃法，不一而足。海胆黄含有大量蛋白质、高度不饱和脂肪酸及钙、铁、磷等元素，营养价值很高，有助于提高人体的免疫力，防治心血管疾病。

海胆干燥的石灰质壳中含有钙等无机盐以及少量的色素、毒素，是主要应用于中药材的部分。《中华海洋本草精选本》记载，海胆的基原是马粪海胆、光棘球海胆及紫海胆等的石灰质壳。捕获海胆后，将其体表的棘刺以及体内的海胆肉去除，将壳洗净并晒干即可。

海胆味咸，性平，具有一定毒性。《中药志》中记载，海胆具有"软坚散结，化痰消肿"的功效，可用于治疗"积痰不化，胸胁胀痛"。《中国药用海洋生物》中记载海胆"制酸止痛，清热消炎"，可用于治疗溃疡病、甲沟炎。除此之外，海胆还可用

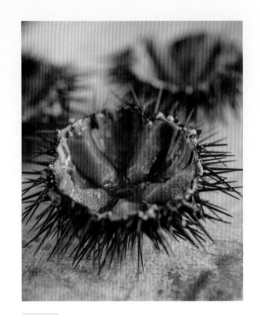

新鲜海胆

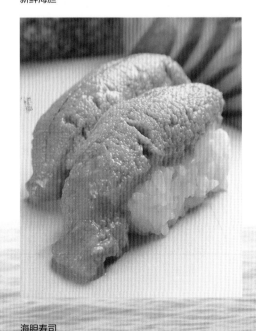

海胆寿司

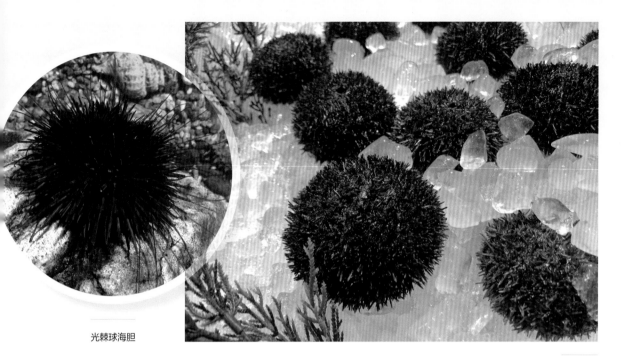

光棘球海胆

马粪海胆

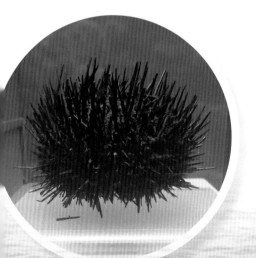

紫海胆

于治疗哮喘、淋巴结核等疾病。用药方法为煎汤口服，也可煅烧研末，加入麻油外敷。

　　海胆的种类较多，部分海胆有毒，不管是捕捞海胆、食用海胆，还是服用作为中药的海胆，都应该万分小心，注意区分海胆的种类，做到知其源、究其根、得其法。

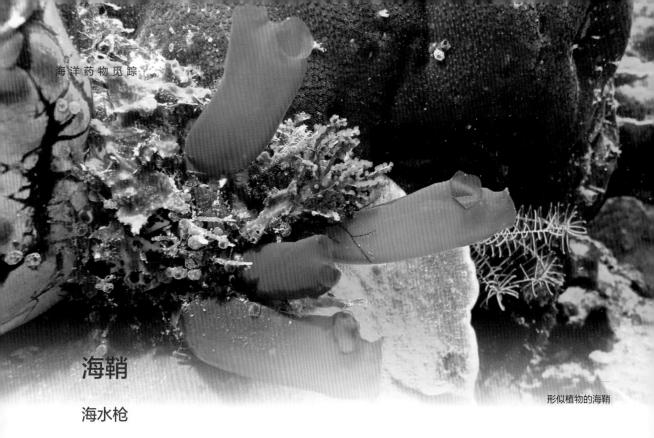

形似植物的海鞘

海鞘

海水枪

陆地上有一种植物，名叫含羞草，当我们用手触碰它时，羽状叶片会立刻合拢、下垂，好生有趣。在海洋中，也存在着一类奇特的动物，被触碰的时候会发生有意思的喷水现象。那么它究竟是什么？它为什么会喷水？

这类动物就是海鞘，属于脊索动物门海鞘纲。成年海鞘的形态为壶状或囊状，体表有一层近似植物纤维素成分的被囊，身体包含在被囊中。海鞘的顶部和侧面分别有一个小孔，顶部为入水孔，可以不断吸入水，侧面为出水孔，不断向外排出水。当用手触碰海鞘时，受到刺激的海鞘会骤然收缩身躯，从出水孔中喷射出水流，形似水枪喷水，所以海鞘又被称为海水枪。

成年海鞘通常附着于海底礁石、海藻、船底或者埋于泥沙中，营固着生活，有的像成熟的凤梨，有的像饱满的茄子，还有的像盛开的花朵……因此总是被人们误以为是植物。

海鞘常年固着，一动不动，那么它怎么吃饭呢？海鞘不会主动出击捕杀猎物，而是等待海水送食物上门。海鞘是滤食性动物，以海水中浮游生物和营养物质为食。海鞘通过咽部的纤毛运动，用吸水的方式将富有营养物质的海水从入水口吸入，水流携带的食物留在体内，过滤后的海水从出水口排出。依靠着这种进食方式，"足不出户"的海鞘安稳地过着"躺平"的生活。

海鞘的繁殖方式也很有趣。海鞘是雌雄同体，可以通过排卵与另一只海鞘的精子结合，完成有性生殖。海鞘还可以在自己的身体上生长出一个芽体，就像树枝长出分杈一样。芽体成熟后，会脱离母体，成长为一只新的海鞘。但芽体生长的海鞘，只能通过有性生殖进一步繁衍。

活性物质

20 世纪 80 年代以来，研究人员从海鞘中提取分离了许多结构新颖，具有良好的抗肿瘤、抗病毒活性的化合物。研究结果表明，海鞘是获取具有显著生物活性物质的重要海洋生物资源。海鞘中的主要活性物质有生物碱类、肽类、聚醚类、大环内酯类、萜类等，这些物质具有抗肿瘤、抗菌、免疫调节等广泛的生物活性。其中，抗肿瘤活性物质最引人注目。

生物碱是指含氮的碱性有机化合物，是最早被研究的一类有生物活性的重要天然产物，广泛分布于自然界。其中，许多植物来源的生物碱已成为重要药物。越来越多的研究显示，海鞘中含有许多新型的生物碱，这些化合物基本具有一定生物活性，并且主要集中在抗肿瘤活性方面。

海鞘中含有丰富的生物活性肽，以环肽居多，它们大多具有抗肿瘤活性。1980年，研究人员从一种复海鞘中分离出了第一种有细胞毒作用的环肽——Ulithiacyclamide。这种化合物针对白血病细胞L1210表现出较好的细胞毒性。

除此之外，海鞘中氨基酸类、带硫酸基的烃类、内酯类等化合物也表现出了一定程度的细胞毒活性。充分开发和利用海鞘资源，可为抗肿瘤药物的研发提供丰富的活性物质。

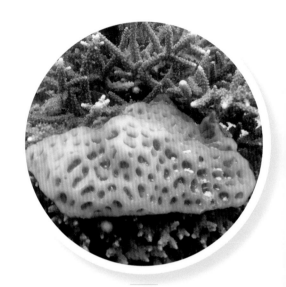

复海鞘

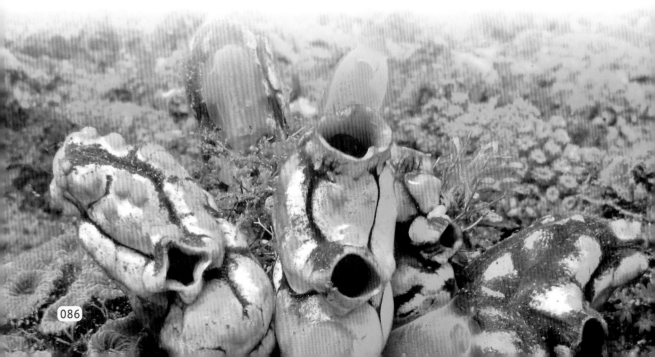

"明星产物"

癌症，是许多人不敢提及、不想面对的一场噩梦。在这场噩梦中，多种抗肿瘤药物的研发成功给患者带来了光明与希望。海鞘中含有种类丰富、结构新颖的次级代谢产物，不少次级代谢产物具有一定抗肿瘤活性。其中，海鞘来源的 Ecteinascidin 743（ET-743）可是海洋天然产物领域中具有标志性意义的"明星产物"。

ET-743 是一种四氢异喹啉生物碱类化合物，分离自加勒比海被囊动物红树海鞘。ET-743 的发现过程较为漫长。早在 1969 年，研究人员广泛筛选抗肿瘤活性物质时，红树海鞘的提取物就表现出了较强的抗肿瘤活性。虽然针对海鞘的研究持续进行，但是受当时技术水平及实验环境的限制，并未从海鞘提取物中分离获得有生物活性的化合物。直到 1986 年，伊利诺伊大学莱因哈特研究团队从海鞘提取物中成功分离出 6 种具

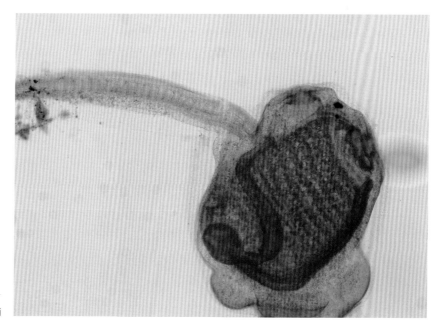

红树海鞘

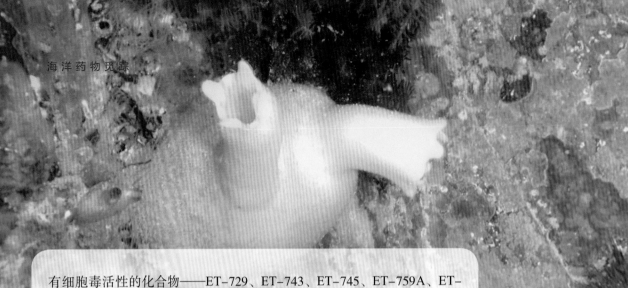

有细胞毒活性的化合物——ET-729、ET-743、ET-745、ET-759A、ET-759B、ET-770。其中，ET-743 活性最受瞩目，含量最大，不过最大提取量只有 0.000 1%。

ET-743 的化学结构复杂，确定它的构型具有不小的难度。如果不能确定一种化合物的结构，要想进一步去研究其成药的可能就完全没有依据。多个研究团队通过现代波谱学技术、单晶衍射技术等，终于在 20 世纪 90 年代确定了 ET-743 的化学结构。它竟然是一个复杂而庞大的分子，大自然的神奇实在令人感叹！

因为从海鞘中提取的 ET-743 含量很小，所以研究人员希望通过其他途径大量获得 ET-743。1996 年，美国哈佛大学科里等首次完成了 ET-743 的化学全合成。2000 年，PharmaMar 公司的奎瓦斯研究团队简化了科里的合成路线。这样，人工合成 ET-743 变得更容易，为药品上市铺平了道路。

2001 年，欧洲药品评估机构先后批准 ET-743 作为治疗软组织肉瘤、卵巢癌的罕用药。2007 年，欧洲药品管理局批准 ET-743（曲贝替定，商品名为 Yondelis）在欧洲上市，主要用于治疗软组织恶性肉瘤；2015 年，美国食品药品监督管理局批准 ET-743 用于治疗脂肪肉瘤和平滑肌肉瘤。

ET-743 的抗肿瘤机制复杂：可与 DNA 双螺旋小沟中的烷基化鸟嘌呤结合，阻断 DNA 的复制和合成；可作用于微管，干扰肿瘤细胞的微管网络；可以抑制细胞的有丝分裂，干扰细胞周期等。

药源问题是天然产物成药必须面对和解决的关键问题。海鞘的采集需要耗费大量的人力、物力和财力，ET-743 的分离提取也需要时间成本，并且分离获取量仅为 0.000 1%，因此单纯依靠天然采集很难满足需求。研究人员不断努力，对 ET-743 的化学合成进行了大量的探索，虽然存在着化学合成步骤较为烦琐、反应条件较严苛、总收率有待提高等问题，但是合成方法仍在逐渐改善。除此之外，研究人员还将注意力转向了水产养殖的方法。通过海水养殖，可以获得大量的海鞘，提供相对较多的 ET-743。

从 1969 年确定加勒比海红树海鞘中含有活性成分，到 2007 年 ET-743 成功上市，总共经过了近 40 年。在这近 40 年中，研究人员经历了多种难关，如化合物的提取分离、结构鉴定、化学合成及药理评价等。他们深入思考，不断尝试，靠着不懈的努力解决了一个又一个问题。药物的研发历程一定是困难且漫长的，但药物的成功上市会为无数患者带来生存的希望。

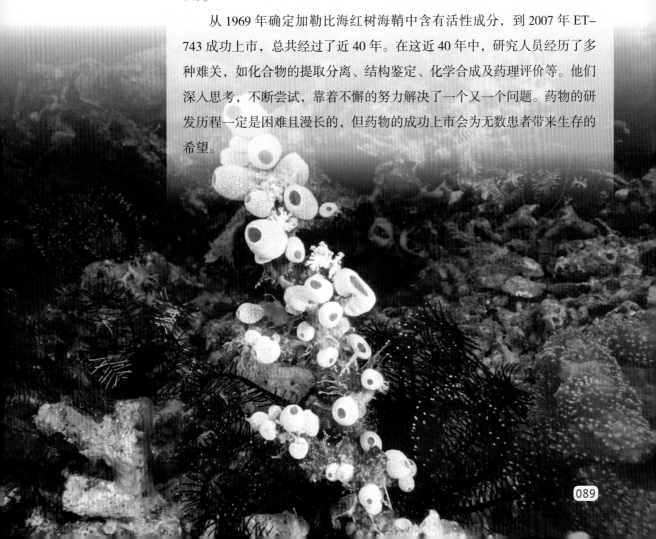

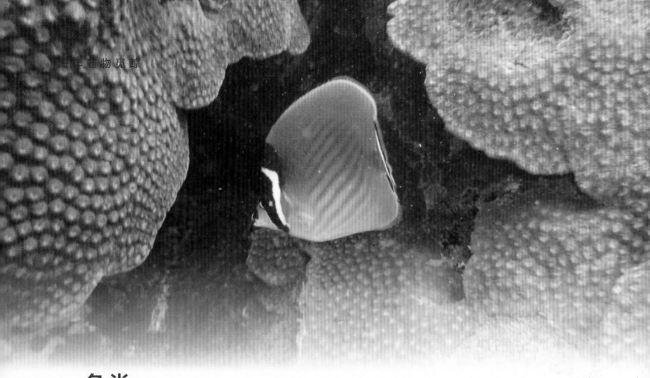

鱼类

"正是河豚欲上时"

　　宋代诗人苏轼在《惠崇〈春江晚景〉》中描写道"蒌蒿满地芦芽短，正是河豚欲上时"，向我们展现出了早春时分河豚逆流而上，从海里洄游到淡水中产卵的想象。可爱的河豚生长在海底，身体近圆柱状，头胸部较粗圆，向后渐细狭，背侧一般有斑点或横纹，腹面为白色。河豚在遇到危险或者受到惊吓的时候，会吸入大量的水和空气，腹部迅速膨胀，变成一只鼓鼓的"气球"，避免被咬伤或者吞食。这是河豚的一种自我保卫方式。

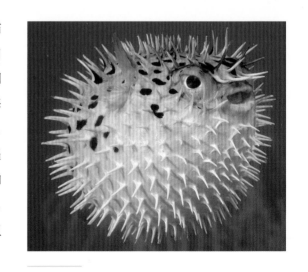

气鼓鼓的河豚

　　河豚肉是餐桌上不可多得的一道美食，质感弹韧，鲜滑可口。常常会有人冒着生命危险来品

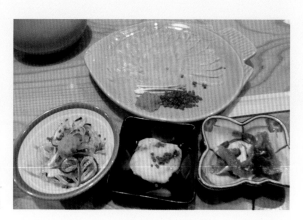

河豚料理

尝河豚美食。你可能会想，为什么是冒着生命危险呢？原来，在河豚肝脏、皮肤、脾脏等器官或组织中含有河豚毒素。河豚毒素是一种生物碱，是自然界中所发现的毒性非常强的神经毒素之一。河豚毒素的毒性极强，而且化学性质稳定，没有解毒的特效药物。因此在食用河豚肉前，应由专业人士进行处理。

摄入河豚毒素中毒后，会表现出口唇、指尖、全身麻木等神经麻痹症状，这种现象也为河豚毒素的药用提供了方向——疼痛麻醉。替曲朵辛是以河豚毒素为基础开发的河豚毒素类药物，主要用于治疗癌症引起的疼痛。常用的局部麻醉药具有诱发心律失常、呼吸骤停等不同程度的副作用，而且作用时间短。相比之下，河豚毒素的麻醉效力非常强，作用时间长。更重要的是，它并未表现出心脏抑制、中枢神经系统毒性及遗传毒性等副作用。

河豚毒素的强大毒性让许多人不敢触碰，但也正因为这明显的毒性效果，河豚毒素才能表现出良好的麻醉效应。是毒亦是药，毒、药不分家。相信在不久的将来，以河豚毒素为基础研制的药物能为人类疾病的治疗带来一份保障。

毒、药不分家

河豚也是良好的中药材。以河豚之名入药始载于《日华子本草》。《中华海洋本草精选本》记载，将虫纹东方鲀、暗纹东方鲀、红鳍东方鲀等的肉洗净后鲜用，具有滋补强壮、补肾壮阳、强筋健骨等功效。除此之外，河豚的其他部位可也作为药材。例如，河豚眼可以解毒疗疮，河豚血可以软坚散结，河豚肝脏熬制而成的鱼肝油可以消肿解毒、蚀腐生肌，河豚卵子制成的河豚子可以镇痛、杀虫。

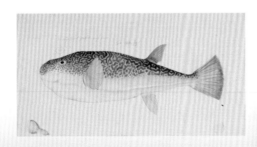

虫纹东方鲀

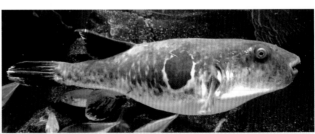

红鳍东方鲀

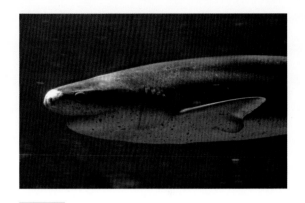

扁头哈那鲨

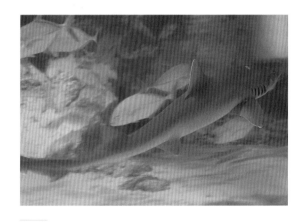

灰星鲨

河豚鱼肝油与鲨鱼鱼肝油都是鱼类中重要的中药材。从扁头哈那鲨、灰星鲨和白斑星鲨等的肝脏中提炼得到的鱼肝油称为鲨鱼肝油。

《中华海洋本草精选本》记载鲨鱼肝可煮食或煎汤内服，也可涂敷外用，具有健脾补肾、养肝明目、解毒敛疮、壮骨生肌的功效。鲨鱼肝油中含有维生素 A 和维生素 D，研究人员以此为基础研制了多种制剂。例如，维生素 A 胶丸可以治疗维生素 A 缺乏症。维生素 D_2 胶丸用于防治佝偻病；维生素 AD 滴剂用于治疗婴儿手足抽搐症。鲨肝醇是从鲨鱼肝油中分离得到的药物，有促进白细胞增生以及抗放射线的作用，可防止白细胞减少。

鲨鱼的药用价值可不止如此。鲨鱼肉煮食可用于治疗久病体虚，鲨鱼骨可活血止痛，鲨鱼皮可滋补脾肺，鲨鱼心可消痰化饮。鲨鱼胆、鲨鱼白、鲨鱼翅及鲨鱼油都是药材。

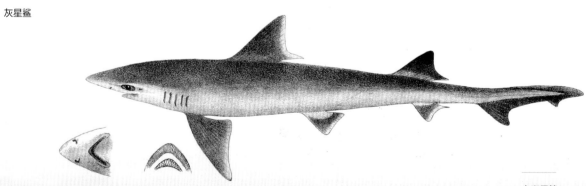

白斑星鲨

　　来源于海洋鱼类的已上市药物有 3 种：拉伐佐（Lovaza）、伐赛帕（Vascepa）和 Epanova。它们都是 ω-3 脂肪酸类药物。葛兰素史克公司研发的拉伐佐作为饮食辅助药物，用于降低成人患者的甘油三酯水平，于 2004 年由美国食品药品监督管理局批准上市。伐赛帕的适应证与拉伐佐的适应证相同。2014 年，美国食品药品监督管理局批准阿斯利康公司的 Epanova 上市，用于配合饮食治疗成人高甘油三酯血症。

　　鱼类是海洋中常见的生物，长期以来人们多将注意力放在了鱼类的营养成分及观赏价值上，忽视了它们的药用价值。相信随着现代科学技术的发展，来源于鱼类的药物也能不断出新。

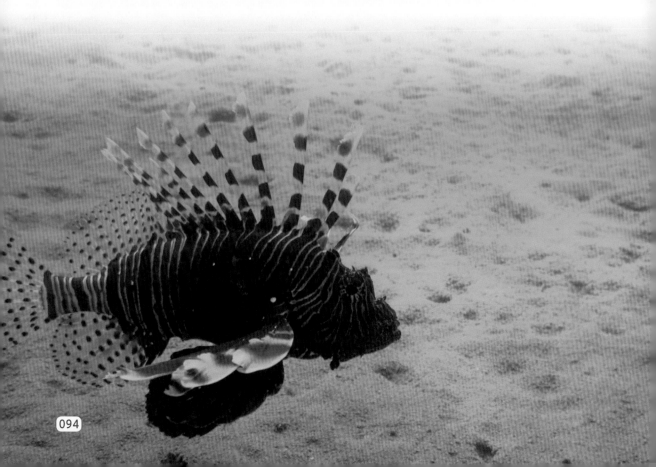

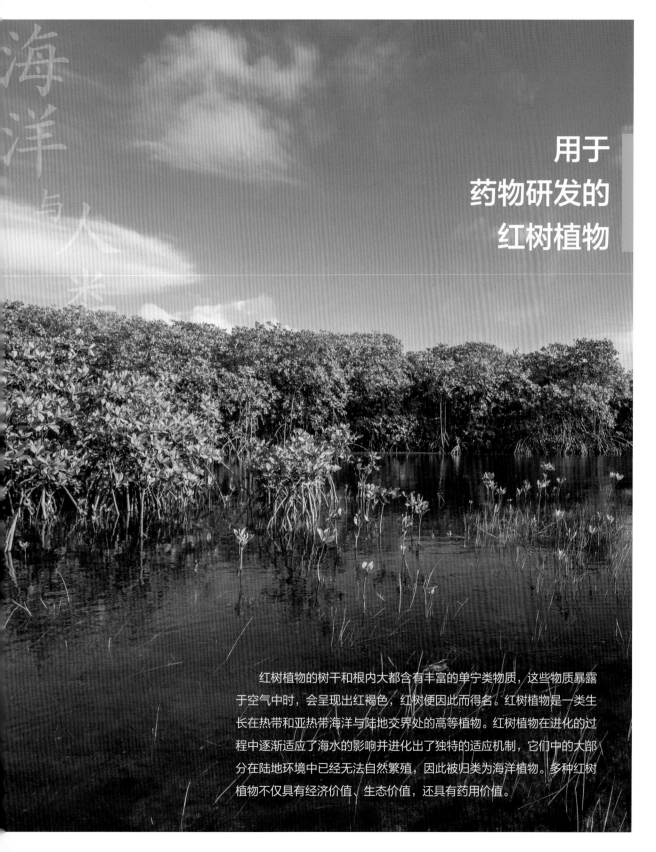

海洋与未来

用于
药物研发的
红树植物

红树植物的树干和根内大都含有丰富的单宁类物质，这些物质暴露于空气中时，会呈现出红褐色，红树便因此而得名。红树植物是一类生长在热带和亚热带海洋与陆地交界处的高等植物。红树植物在进化的过程中逐渐适应了海水的影响并进化出了独特的适应机制，它们中的大部分在陆地环境中已经无法自然繁殖，因此被归类为海洋植物。多种红树植物不仅具有经济价值、生态价值，还具有药用价值。

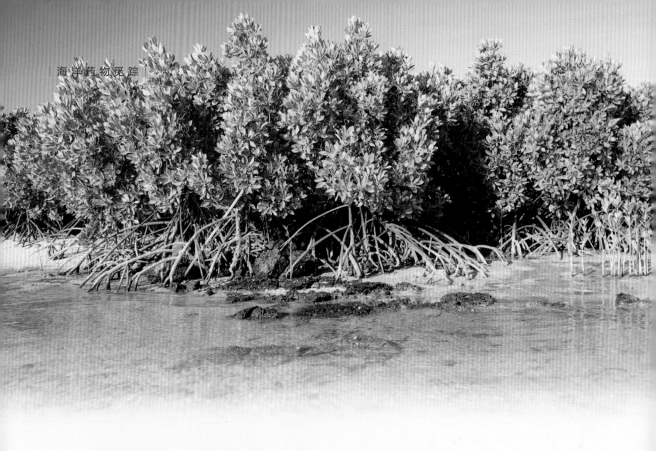

　　红树植物能够像大多数的高等植物一样吸收二氧化碳，释放氧气。它们有四种繁殖方式：显胎生、隐胎生、营养繁殖以及在土壤中萌发。而胎生正是红树植物适应海洋环境的特殊繁殖方式。胎生的物种会依附在母体上达一年。

　　由红树植物形成的红树林可以抵御潮汐的冲击，帮助维持河口生态环境的平衡，为众多的生物提供栖息地和食物资源，算得上是全球生物多样性较高的海洋生态系统之一。在红树林生态系统中，红树植物是最大的生产者。

　　红树植物也是海洋药物资源中一个重要的组成部分。在我国民间，将红树植物入药治病已经有较长的历史，例如，用老鼠簕治疗肝炎，用木榄来治疗糖尿病。随着科技的进步，目前国内外研究人员已经对多种红树植物的药用成分进行了系统的研究，并从中提取到多种具有临床药用价值的先导化合物。

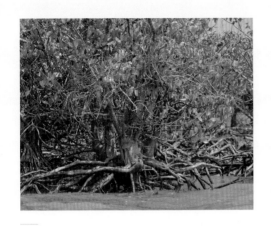

海漆

真红树植物

专一性地生长在潮间带的木本植物称为真红树植物。

半红树植物

可以生长在潮间带，但是也可以在陆地非盐渍土中生长的两栖木本植物，被称为半红树植物。

海漆

海漆，别名倒念子、都念子等，是一种沿海地区常绿乔木，从植物分类学上属于被子植物门双子叶植物纲金虎尾目大戟科海漆属，为真红树植物。在我国，海漆分布于广东、广西、海南、香港、台湾等地沿海。

海漆一般生长在海陆交界的潮间带滩涂地区，有发达的表面根，叶片呈椭圆形。如果割开海漆的树皮，可以看到其伤口处流出乳白色的汁液。要小心！这些汁液中含有一些毒性物质，皮肤接触后会发炎，如果眼睛接触到汁液，甚至会有失明的风险，所以海漆还有一个俗名，叫作"印度瞎眼树"。

海漆作为民间的药用植物有非常久远的历史。

海漆具有消肿、解毒、止咳以及通便等功效。北宋时期的医书《苏沈良方》称"夏秋痢下，食其叶辄已"。《本草纲目》中对海漆亦有记载，其具有"治

海漆

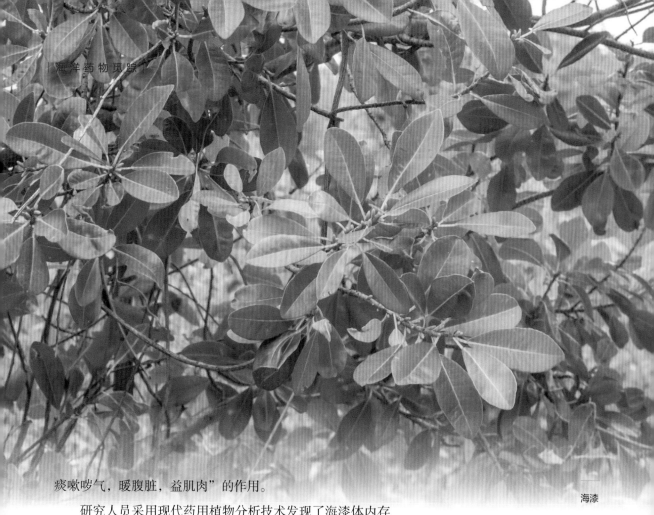

海漆

痰嗽哕气，暖腹脏，益肌肉"的作用。

　　研究人员采用现代药用植物分析技术发现了海漆体内存在多种抗肿瘤、抗病毒的活性物质。例如，其叶片的提取物能够有效抑制人乳腺癌细胞 MCF-7 的增殖，分离到的佛波醇酯在体外实验中被证明对人类免疫缺陷病毒 1 型具有极强的抑制活性。此外，研究人员还对海漆分泌出的刺激性汁液进行了研究，最终发现了海漆汁液中引起皮肤刺痛以及可能导致失明的"罪魁祸首"为瑞香二萜类化合物，它们的存在为海漆提供了一套独特的化学防御机制。

　　除此之外，海漆还具有生长速度快、抗逆性强等特点，被广泛种植在海滨高潮带，作为护岸树；也是我国东南沿海生态环境中重要的景观树。

小链接

人类免疫缺陷病毒

　　人类免疫缺陷病毒是引起获得性免疫缺陷综合征和相关疾病的 RNA 病毒。

木果楝

　　木果楝，别名海柚，是一种常见的红树植物，为多年生常绿乔木或灌木，分类学上属于被子植物门双子叶植物纲无患子目楝科木果楝属。木果楝目前在我国海南，越南、马来西亚、印度以及部分非洲国家都有分布，主要生长在海岸潮间带。

　　木果楝具有一定的观赏价值。树叶呈深绿色，为椭圆形至圆形。木果楝的花期通常在夏季，其花朵呈现出白色。木果楝的果实成熟时，会由浅绿色转为深绿色，像一个个小圆球。

　　除了其赏心悦目的外观之外，木果楝还拥有许多重要的价值。它的木材质地坚硬并且密度较高，是一种非常优秀的建筑材料和木制工艺品原料。木果楝的种子、果实、树皮和枝条还具有药用价值。有些国家，当地人常常使用木果楝来治疗腹泻、霍乱及疟疾引起的发热。在我国民间，木果楝被用于治疗痢疾。

　　近些年来的现代药物化学研究表明，木果楝的树皮和果实中含有多种活性成分，尤其是其富含一系列柠檬苦素类化合物。这类化合物具有多样的生物活性，如抗肿瘤、抗病毒、抗炎、镇痛作用等。我国研究人员从木果楝的种子中提取分离出的 2 种单体化合物都在小鼠实验中表现出良好的抗抑郁作用。

值得注意的是，在我国木果楝是二级重点保护野生植物，若需要采集，必须经采集地的县级人民政府野生植物行政主管部门签署意见后，向省、自治区、直辖市人民政府野生植物行政主管部门或者其授权的机构申请采集证。采集国家重点保护野生植物的单位和个人，必须按照采集证规定的种类、数量、地点、期限和方法进行采集。

总之，木果楝是一种具有多重价值的红树植物，它不仅具有观赏价值，还具有重要的经济、生态和医药价值。相信随着科技的不断发展，木果楝的更多用途将被挖掘出来。

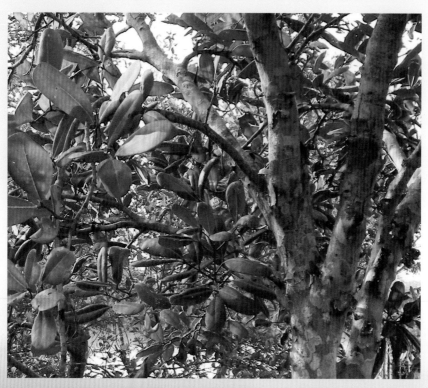

木果楝

角果木

　　角果木，别名海加仔、剪子树等，是一种常见的红树科角果木属植物，为常绿灌木或乔木，树高 2~5 米，树干常弯曲，叶片为椭圆形，果实为近似圆锥的椭球形。角果木的耐盐性非常强，但是支柱根较小，不耐风浪冲击，主要生长在高潮带滩涂区域，在我国主要分布于广东、广西、海南、台湾等沿海地区。

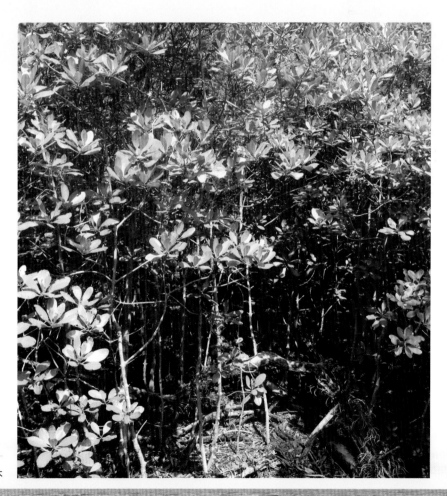

角果木

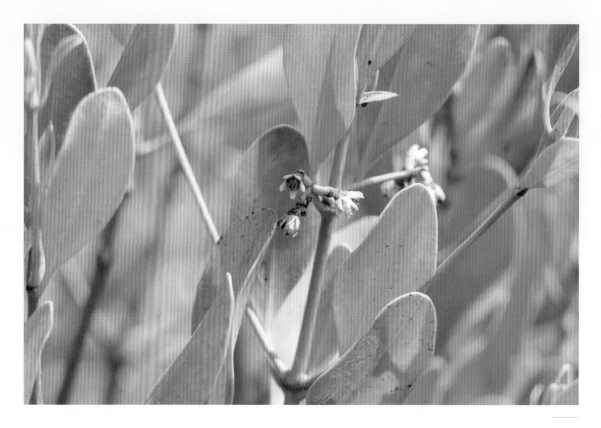

角果木

　　角果木的木材具有一定的使用价值。其木材质地坚硬，结构紧密，有很好的耐水性和耐腐蚀性。因此，它常被用作桥梁和码头等的结构材料，可以制成木板、地板、梁、柱等。角果木的树皮中含有丰富的单宁，可用于制作染料。

　　角果木富含鞣质及二萜、三萜类化合物，在民间一直具有较高的药用价值，角果木全株都可入药。角果木树皮具有止血、通便和疗恶疮作用。角果木叶主治疟疾。角果木油是其种子的脂肪油，能杀虫止痒，活血消肿，主治疥癣瘙痒和冻疮。目前研究人员已经从角果木中分离得到了几十种新颖的二萜、三萜类化合物，相关的活性还在进一步的研究当中。

老鼠簕

初次听到"老鼠簕"，许多人会想，为什么叫这个名字？因为这种植物椭球形的果实后面拖着长长的花柱，就像是老鼠的身体和尾巴，而"簕"指叶片边缘尖锐的硬刺，所以得名老鼠簕。

老鼠簕，别名老鼠怕、软骨牡丹等。在植物分类学上老鼠簕属于被子植物门双子叶植物纲唇形目爵床科老鼠簕属，在我国广西、福建、广东、台湾、香港等沿海地区都有分布，属于我国红树林生态系统的重要组成部分。

老鼠簕自然生长可高达 2 米，叶片呈椭圆形或椭圆形披针状，油亮鲜绿，花期在每年的 5—9 月，花朵呈紫白色，清新漂亮，因此它也是沿海地区重要的景观植

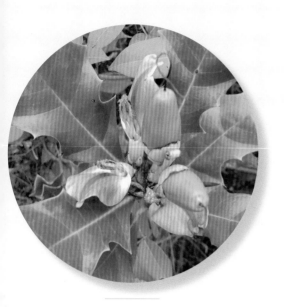

老鼠簕的果实

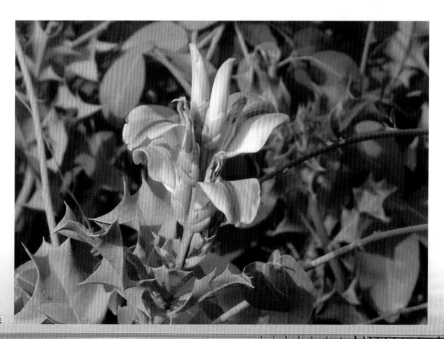

老鼠簕紫白色的花朵

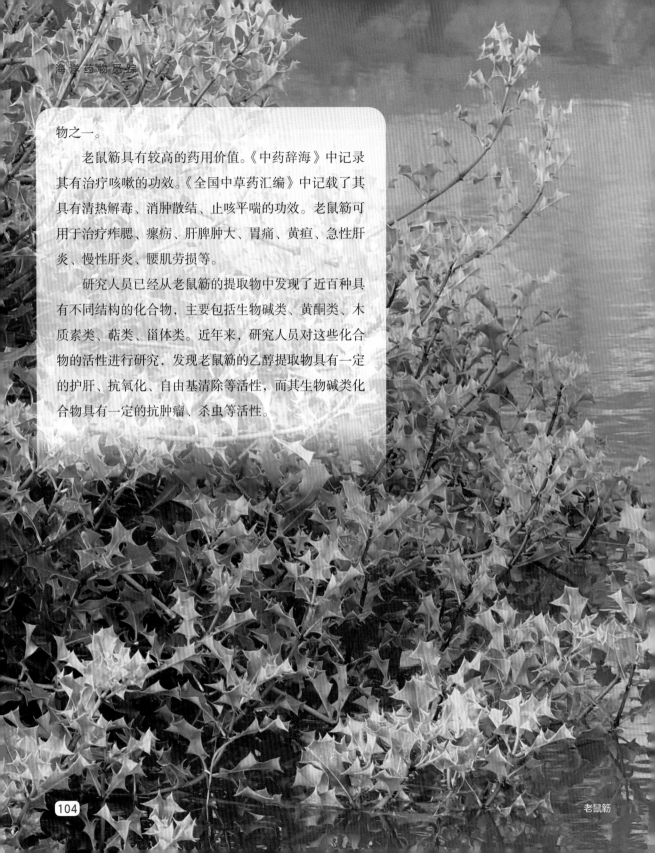

物之一。

老鼠簕具有较高的药用价值。《中药辞海》中记录其有治疗咳嗽的功效。《全国中草药汇编》中记载了其具有清热解毒、消肿散结、止咳平喘的功效。老鼠簕可用于治疗疟腮、瘰疬、肝脾肿大、胃痛、黄疸、急性肝炎、慢性肝炎、腰肌劳损等。

研究人员已经从老鼠簕的提取物中发现了近百种具有不同结构的化合物，主要包括生物碱类、黄酮类、木质素类、萜类、甾体类。近年来，研究人员对这些化合物的活性进行研究，发现老鼠簕的乙醇提取物具有一定的护肝、抗氧化、自由基清除等活性，而其生物碱类化合物具有一定的抗肿瘤、杀虫等活性。

老鼠簕

榄仁树

　　榄仁树，别名山枇杷树、雨伞树，是一种常见的高大乔木，属于被子植物门木兰纲桃金娘目使君子科榄仁树属。自然生长可达 15 米，成熟的榄仁树枝繁叶茂，树冠巨大，树荫浓密，就像是一把撑开的大伞。树的名字发音与"懒人"一模一样，就好像是专门给懒得携带遮阳伞的人们准备的。

　　榄仁树在国外分布于马来西亚、印度和太平洋群岛等，在我国主要分布于海南、广东、广西、台湾等地。

　　榄仁树的种子可以榨油，甚至入药。中药榄仁树子是榄仁树的种子，将其煎汤服用有清热解毒的功效，可以用于咽喉肿痛、肿毒、泻痢、久咳失音、尿频等的治疗。

枝繁叶茂的榄仁树

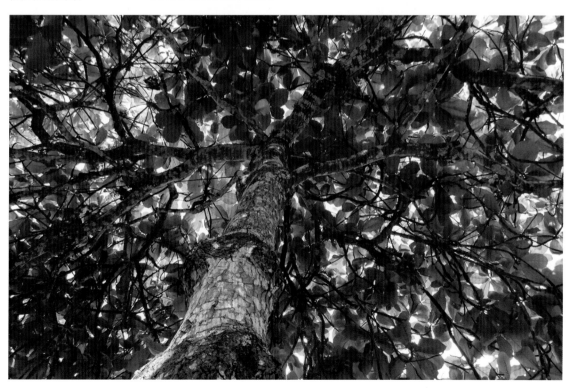

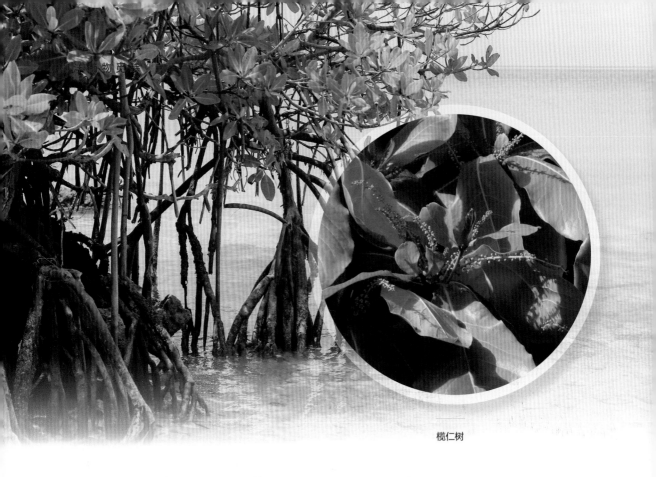

榄仁树

　　榄仁树皮与榄仁树叶的药用价值在典籍中也有相应记载。《中华本草》记载榄仁树皮能够解毒止痢、止咳化痰，主治痰热咳嗽；榄仁树叶可以止咳、止痛、祛风清热、解毒杀虫，主治感冒发热、痰热咳嗽、赤痢、头痛、疝气痛、风湿关节痛、疮疡疥癣。

　　近年来，榄仁树叶的提取物被发现具有一定的保肝护肝作用，其主要成分有酚酸类等。这些成分还具有抗氧化、抗肿瘤等作用。榄仁树叶的提取物能够在体外实验中抑制肝癌细胞的增殖，在小鼠模型的体内实验中表现出一定的对于肝损伤的恢复作用。目前研究人员对于榄仁树中的药用单体化合物已经有了一定的了解，更加深入的探索与研究也在进行中。

海杧果

首先，大家要知道海杧果不是杧果，二者之间并没有近的亲缘关系。海杧果的分类是被子植物门双子叶植物纲龙胆目夹竹桃科海杧果属。海杧果的别名很多：山样子、猴欢喜、黄金茄、牛心茄、山杭果、香军树、黄金调。其为多年生常绿小乔木，高 4~8 米，叶面呈深绿色，叶背呈浅绿色。海杧果喜欢光照，喜温暖湿润，一般生长在海滨沙滩、泥滩、红树林缘或近岸湿地，主要分布在我国海南、广东、广西、香港、台湾等沿海地区，在亚洲热带和亚热带地区及澳大利亚也有分布。

海杧果的花由 5 片乳白色花瓣旋转状排列组成，花冠喉部为红色，盛开的时候娇小动人。海杧果的果实外皮初时为青色，成熟之后呈现橙黄色，形若杧果，所以得名海杧果。海杧果的观赏价值极高，在南方沿海的一些公园及道路两侧可以看到它的身影。

海杧果的花

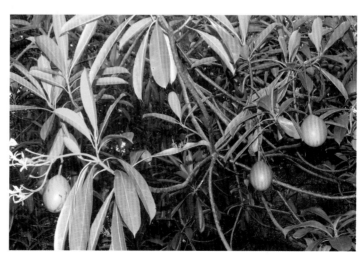

海杧果

　　然而在如此漂亮的外观之下，海杧果却是毒性极强的植物之一，其中果实的毒性大。中毒者的症状为恶心、呕吐、腹泻、腹部剧痛、面色苍白、心跳缓慢、血压下降、呼吸困难、瞳孔散大，最后心跳停止而死亡。早在《本草纲目拾遗》中就有记载："一核者入口立死，两核者可以粪清解之。此药只可外敷，不宜内服。"这是因为海杧果中含有一系列具有毒性的化合物，如氢氰酸、海杧果苷、黄夹苷 B 等。

　　但是毒性往往与生物活性联系在一起。随着研究的深入，研究人员逐渐发现了海杧果苷类化合物具有一定的强心作用，低剂量使用可以治疗急性心力衰竭。除此之外，海杧果体内的其他化合物（如脱氢海杧果毒素、海杧果素等）具有抗肿瘤作用，可以抑制某些肿瘤细胞的增殖或产生细胞毒作用。如此看来，"毒药"和"良药"之间的关系很微妙，在使用上务必用对方法和剂量。

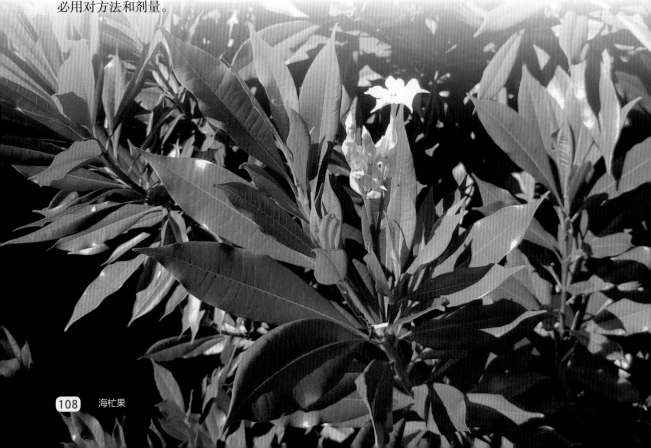

用于
药物研发的
海洋藻类

　　藻类是一类原始且古老的低等生物。蓝藻作为较早出现的光合细菌之一，对于地球上氧气的积累可谓厥功至伟，其他藻类同样功不可没。如今，海洋中的藻类依旧发挥着吸收二氧化碳、产生氧气的重要作用。除此之外，海洋中的藻类还能净化水体、作为海洋动物的食物与栖息之所等。它们具有生态价值、经济价值和药用价值等，是一座开发潜力巨大的资源宝库。

褐藻

藻中巨人

　　海带、裙带菜和羊栖菜，这些餐桌上常见的藻类因其爽滑鲜美的口感，富含营养物质，成为备受喜爱的食品。它们形态各异，由于体内色素比例不同，可以是棕褐色或是橄榄色的。

　　褐藻是一种较高级的藻类，没有单细胞形态，通常体形巨大，可生长至 2 ~ 3 米，某些大型褐藻甚至能长到 60 米。绝大部分褐藻"居住"在海洋中，利用根状物将自己固着在海底沙石上。大部分褐藻"偏爱"温度较低的海水，分布于冷温带沿海的潮间带和潮下带。褐

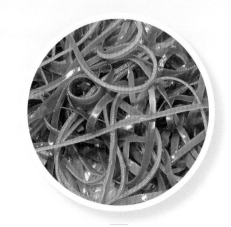

海带

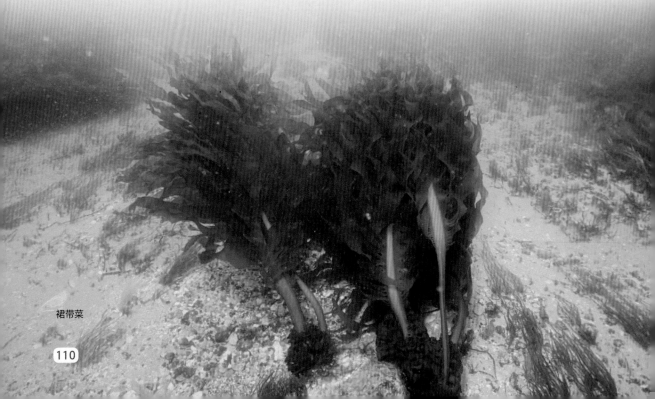

裙带菜

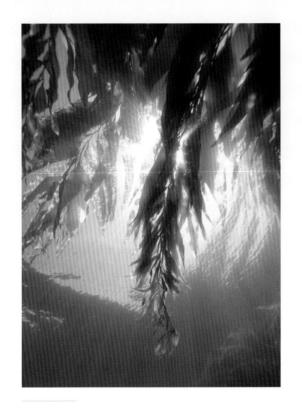

阳光下的褐藻

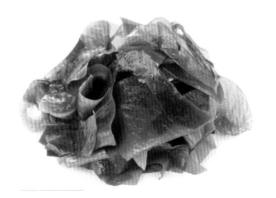

浸泡过的裙带菜

藻分布较密，交织缠绕，仿佛一片褐色的海底丛林。褐藻大量分布的水域，是无数海洋生物共同栖息的家园。

如今褐藻已经成为我国重要的经济藻类之一。例如，大型海生褐藻——海带的生产和消费需求量较高，而且它富含碘元素，可以用于预防缺碘性甲状腺肿。

褐藻可作为天然肥料和饲料应用于农业，也可作为原料投入沼气的生产中，转化为一种被高效利用的燃料。褐藻还是许多工业产品的原料，例如，其可用于提取褐藻胶、褐藻糖胶、甘露醇等。随着对藻类植物研究的深入，褐藻可能在人类的生活中占据更高的地位。

代谢产物

顺滑爽口的褐藻是人们难以抗拒的海洋美味。它们不仅能提供特别的风味，还能产生具有降血脂、降血糖和抗氧化功能的代谢产物。

褐藻体内独特的次级代谢产物与其生长环境息息相关。褐藻通常生长于潮间带和潮下带，潮水退去后，它们会暴露在水面之上，接受长时间的光照，为了更好地适应环境，它们的体内产生了一些具有抗氧化和保湿功能的化合物，还具有骨架新颖、活性独特的化合物，这为人类寻找新药提供了新的方向。研究人员从褐藻中发现的

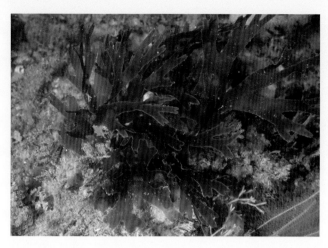

尖裂网地藻

化合物以萜类、酚类、脂类和糖类为主。迄今为止，有上千种来自褐藻的天然产物被分离、纯化，其中有不少已被证实具有抗氧化、抗肿瘤、抗炎和防止肝损伤等作用。

在海洋中，褐藻易被螺、虾和鱼类捕食，而它们也有自己的应对之法，来保证种群的延续。不少从褐藻体内分离出的萜类化合物有毒性。例如，研究人员发现，从尖裂网地藻属褐藻中分离得到的 3 种化合物能够帮助这种褐藻躲避温带和热带的食草性鱼类与海胆的捕食；从厚缘藻中分离出的 12 种二萜化合物，对皱纹盘鲍展现出不同程度的拒食活性。

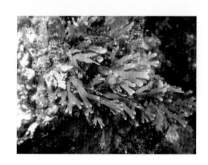

厚缘藻

除萜类化合物外，褐藻中分离出的酚类化合物也表现出优良的抗氧化活性或较强的细胞毒性。从圈扇藻中分离得到的 3 种多酚类化合物，对枯草芽孢杆菌和金黄色葡萄球菌的生长有强抑制作用，对纤细角毛藻和一种卤虫具有毒性，还能抑制海胆受精卵的分裂。一些酚类

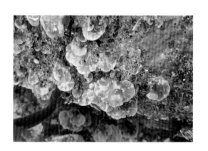

圈扇藻

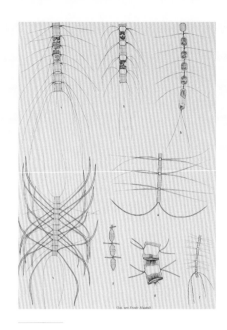

纤细角毛藻

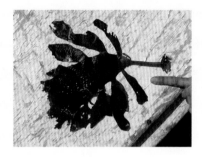

爱森藻

化合物被证实具有人体免疫学活性。例如，从爱森藻中得到的一种酚类化合物可抑制大鼠细胞释放组胺，可用于减轻过敏反应。

褐藻的礼物

一些从褐藻中分离出的化合物及衍生物已经被研制成药物，用于治疗多种疾病。2019 年 11 月，由中国海洋大学、中国科学院上海药物研究所和上海绿谷制药有限公司接续努力研发的甘露特钠胶囊（九期一）经国家药品监督管理局批准上市，填补了该领域全球 17 年无新药上市的空白，为中国千万阿尔茨海默病患者带来福音。该药是继胆碱酯酶抑制剂和谷氨酸受体拮抗剂后的第三类治疗阿尔茨海默病药物，能够改善轻度或中度阿尔茨海默病患者的认知功能。它的研发工作耗时 22 年。

甘露特钠的前体来自褐藻提取物。褐藻提取物经化学制备后所得的低分子量酸性寡糖即为甘露特钠胶囊的主要成

小链接

前体

前体是在代谢或合成途径中位于某一种化合物之前的一种化合物。

分。研究人员利用阿尔茨海默病小鼠模型发现，在该病进展过程中，肠道菌群组成发生改变，导致苯丙氨酸和异亮氨酸的外周积累，这将会刺激免疫细胞的增殖和分化。这些免疫细胞浸润到大脑中，将加剧该病相关的神经炎症。甘露特钠能够调和小鼠肠道生态失衡，控制神经炎症从而减轻认知障碍。通过Ⅲ期临床试验后，甘露特钠胶囊这份来自褐藻的礼物终于被送到了患者的手中。

藻酸双酯钠是一种硫酸化的多糖，是以褐藻体内提取出来的褐藻酸为前体，通过化学修饰而得到的。它是中国海洋大学研发的中国第一个海洋新药，具有良好的抗凝血、降血压、降血脂功能，是高效的心脑血管疾病的临床治疗药物。藻酸双酯钠带负电荷，具有优秀的分散乳化性质，能够增强红细胞表面负电荷，使红细胞相互之间以及红细胞与血管之间难以粘连，达到解聚红细胞和降低血液黏度的效果。不仅如此，由于结构类似于肝素，藻酸双酯钠具有抗凝血酶活性，能够抑制血小板的聚集，防止血栓形成。近期研究发现，藻酸双酯钠还具有降血糖、抗肿瘤转移以及抗新型冠状病毒等活性。

这两种我国独立研发的海洋药物的背后都有同一个人——管华诗院士。1985 年，凝聚着管华诗心血的藻酸双酯钠问世，它在治愈心血管疾病方面表现优秀，为后续药物的研发工作开辟了新思路。由于合成藻酸双酯钠的中间产物甘露糖醛酸寡糖具有抑制 β 淀粉样蛋白聚集和改善小鼠记性的活性，管华诗又聚焦于阿尔茨海默病治疗药物的研究，为甘露特钠胶囊的问世奠定了基础。

> **小链接**
>
> ### β 淀粉样蛋白
>
> β 淀粉样蛋白是淀粉样前体蛋白水解形成的多肽片段，由 39 ~ 43 个氨基酸残基组成。某些 β 淀粉样蛋白是阿尔茨海默病患者老年斑的主要成分。其在神经细胞内、外聚集都可以引起毒性反应，导致神经元变性和死亡。

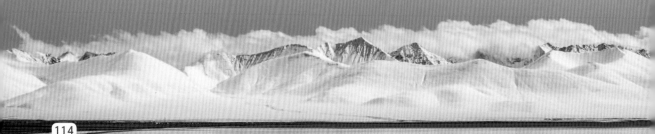

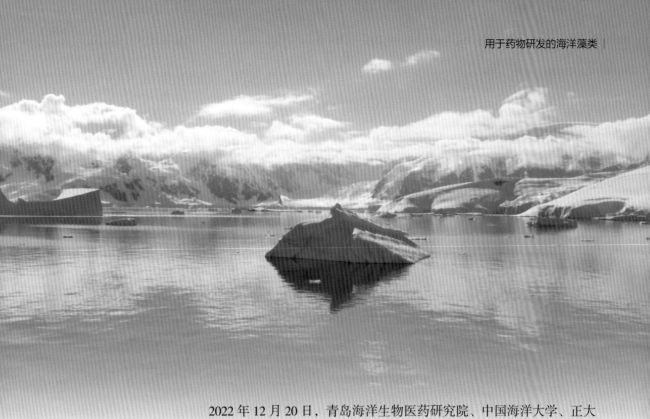

2022 年 12 月 20 日，青岛海洋生物医药研究院、中国海洋大学、正大制药（青岛）有限公司联合开发的免疫抗肿瘤候选新药"注射用 BG136"通过了国家药品监督管理局审查，可以启动临床试验，成为国内首个进入临床试验的抗肿瘤海洋创新药物。

中国海洋大学教授于广利及其合作者共同开发的 BG136 是以南极褐藻为原料，经过提取、分离、纯化获得的一种结构新颖、活性独特并拥有自主知识产权的 β-1,3/1,6- 葡聚糖。

对比国内外处于 Ⅰ—Ⅲ 期临床试验阶段的其他 β- 葡聚糖，BG136 的水溶性、质量稳定性和安全性更高。作用机制研究表明，BG136 通过与细胞表面糖受体（树突状细胞相关 C 型凝集素 -1 及 Toll 样受体等）结合，增强巨噬细胞、树突状细胞及 NK 细胞和 T 细胞功能，激活机体先天免疫系统，进而发挥免疫抗肿瘤作用。

将 BG136 与程序性死亡受体 1（PD-1/L1）抗体联用后，BG136 能够明显增加杀伤性 T 细胞的数量，减少肿瘤相关性巨噬细胞的数量，并明显促进肿瘤微环境中 γ 干扰素、一氧化氮合酶和肿瘤坏死因子 – α 等因子的分泌。动物实验结果表明，BG136 不仅在抑制肿瘤生长、抗肿瘤转移方面具有明显的效果，还具有减少放疗、化疗药物引起白细胞和血小板数量下降这种副作用的特点，特别是对免疫检查点抑制剂不敏感的肿瘤效果显著，拟应用于各种实体瘤的治疗。

2024 年 5 月，BG136 的 I 期临床试验顺利完成，II 期临床试验正在推进。

BG136 项目的规划者及"蓝色药库"开发计划的倡导者管华诗认为，BG136 的开发是"政产学研金服用"协同推进的结果，不仅初步形成了中国特色海洋生物医药研发技术体系，也在破解海洋科技成果转化难题方面发挥了一定的示范作用，向着实现"蓝色药库共同梦想"的目标迈出了坚实而有力的步伐。中国海洋大学是我国最早开展海洋药物研究的机构，在长期发展积淀中形成了特色鲜明的海洋药物研发优势。BG136 是继藻酸双酯钠、甘糖酯和甘露特钠之后，我国"蓝色药库"开发的又一项实质性进展。随着临床研究的深入开展，越来越明确的药效和作用机制将被阐明，有望为众多肿瘤患者带来福音。

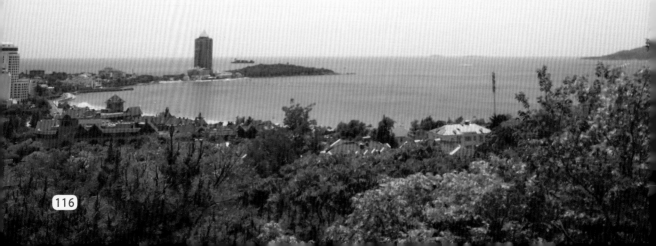

红藻

红藻的特点

相比体形偏大的褐藻，红藻较为小巧，它们之中只有少数能超过 1 米。大部分红藻生长在海水中。红藻体内含有大量吸收蓝光、反射红光的藻红素，红藻往往呈现粉红色、红色、紫红色，因而得名。

红藻对环境的要求相对较低。在潮间带，我们可以发现细胞壁富含碳酸钙的珊瑚藻，它们坚硬的身躯能抵挡涌动的海浪。

在人们的生产生活中，红藻具有广泛的应用价值。富含膳食纤维、蛋白质和矿物质的食用红藻具有很高的营养价值，被人们加工成健康的农副产品。紫菜、海萝和石花菜等在我国东南沿海被广泛

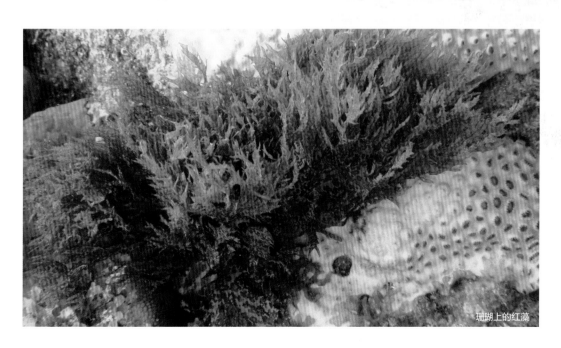

珊瑚上的红藻

养殖，是当地经济收入的重要支柱。通过提炼红藻体内的多糖而制成的琼脂，不仅可以作为清凉爽口的食品，还是化工、生物、医学研究中常用的实验材料，可用于配制固体和半固体培养基。此外，因为生长于海洋环境中，所以红藻产生的次级代谢产物往往有着新颖的活性和独特的作用。

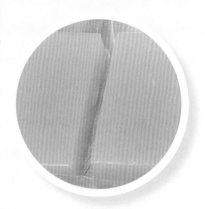

琼脂

紫红佳人的妙用

关于红藻次级代谢产物活性的研究备受关注。目前，从红藻门中得到的小分子活性化合物主要来源于松节藻科凹顶藻属。

海水中存在大量无机盐离子，因而在海洋藻类的生长过程中，其体内化合物易发生卤代反应。值得注意的是，目前绝大部分从海洋藻类中分离得到的卤代化合物来自红藻。红藻来源的天然产物以萜类居多，还有一些为氨基酸类和多聚乙酰类等化合物。它们中不乏一些具有消炎、抗菌、抗病毒、抗肿瘤和抗氧化等活性的化合物。

虽然通常红藻的"居住"深度较深，但是它们同褐藻一样，依

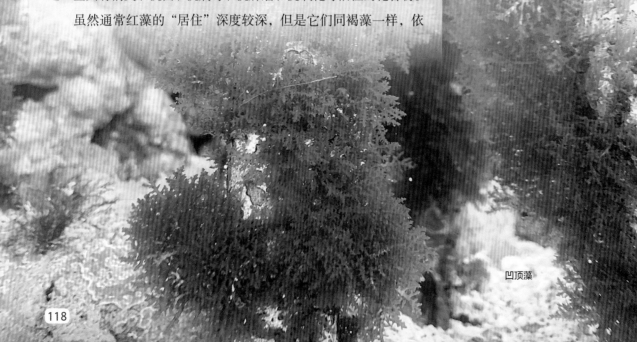

凹顶藻

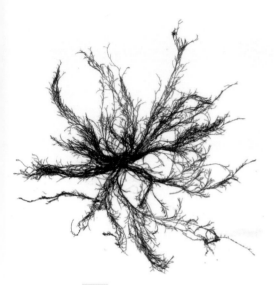

多管藻

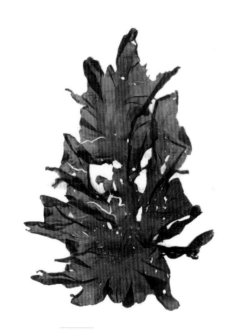

脐形紫菜

旧面临着紫外线、氧自由基和被捕食的威胁。从多管藻中分离得到的一系列酚类化合物，被证实具有显著的清除自由基的能力。值得一提的是，提取自脐形紫菜的类菌孢素氨基酸由于具有极佳的吸收紫外线和抗氧化能力，可用于防晒霜的制作。类菌孢素氨基酸是一类以环己烯酮为基本骨架，与不同类型氨基酸通过缩合形成的水溶性物质。2015 年，美国化学会发布了一项基于此的研究成果。瑞典、西班牙以及澳大利亚研究人员合作研发的一种新防晒材料即以类菌孢素氨基酸作为其活性核心组分。

人体内的氧自由基得不到清除，会对许多生存必需的反应产生不利影响，与衰老和肿瘤的发生具有密切联系。一些抗氧化的物质能够抵御氧自由基的侵害，从而达到抗肿瘤的效果。不过红藻中还有一些化合物，能够诱导肿瘤细胞凋亡或是直接损害肿瘤细胞，造成肿瘤细胞坏死，从另一条途径实现抗肿瘤的效果。

多年来，随着化合物分离和表征技术的进步，发掘自红藻的天然产物数量明显增加，但是研究主要针对少数几个种属，由此可见，还有广阔的研究开发空间。

从古籍到药丸

我国古人很早时就发现了海藻的药用价值，《本草纲目》和《本草经集注》等古籍中都记载了海藻入药治病的药方。

很久以前，人们发现常食用海藻的人体脂率更低，而且不易患上癌症。于是，海藻吸引了研究人员的注意力。

他们希望从海藻中发掘到陆地上没有的"灵丹妙药"。经过几代科学家的努力，众多活性分子被发掘出来，其中不乏一些有望开发为药物的化学物质。

许多红藻有药用价值。例如，海人草有驱蛔虫的作用；鹧鸪菜也可用于治疗蛔虫病，还可治疗咳嗽痰喘、消化不良；紫菜化痰软坚、止咳利咽、散结、利水除湿，可治瘿瘤、咳嗽痰喘、咽喉肿痛、淋巴结核、甲状腺肿等。

红藻氨酸是从红藻中分离出来的一种氨基酸，也称海人草酸。它具有兴奋性神经毒性。癫痫是目前世界上发病率较高但机制尚不完全明确的疑难杂症之一，尚未发现治愈的方法，只能利用抗惊厥药物遏止发病。由于抗惊厥药物能够抑制谷氨酸受体，而且谷氨酸受体的抑制剂通常也属于抗惊厥药物，科学家们推测癫痫发作与脑内细胞释放的谷氨酸过量有关。红藻氨酸与谷氨酸类似，也能结合神经细胞膜上的谷氨酸受体，引起中枢神经兴奋。

当红藻氨酸的剂量足够大时，它会造成神经元持续性兴奋而死亡。这种大脑的损伤是不可逆的，是一种兴奋性神经损伤。但是，如果将红藻氨酸稀释到一定的浓度，那么它就是一种较为安全的神经兴奋剂。红藻氨酸的神经毒性作用虽然有害，但是研究人员依旧发现了它的科研价值。给大鼠注射红藻氨酸，能够将其制成癫痫模型鼠，用于评估各类药物对神经细胞的保护作用，为寻找治愈癫痫的药物打下基础。

虽然红藻氨酸无法作为治疗药物，但是同样来源于红藻的红藻凝集素 G 却是一种前景较好的药物。红藻凝集素来自凋毛藻，是一种蛋白质，自然状态下以同源二聚体的形式存在。2005 年，美国国家癌症研究所首次分离得到了红藻凝集素。其中，红藻凝集素 G 对多种癌细胞具有抑制作用，受到了科学界的广泛关注。此外，它能够与病毒表面糖蛋白相互作用，阻断病毒入侵健康细胞。目前，在已报道的人类免疫缺陷病毒的治疗药物中，红藻凝集素 G 的抑制效果是最强的。

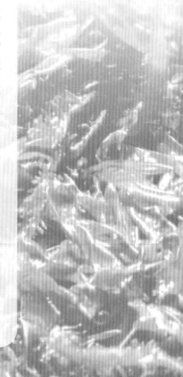

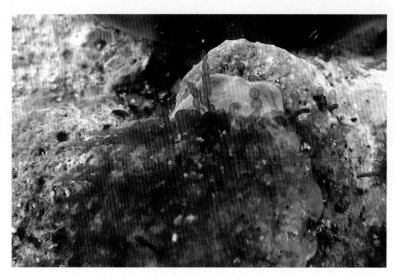

凋毛藻

获得性免疫缺陷综合征

获得性免疫缺陷综合征又称艾滋病，是感染人类免疫缺陷病毒而引起的一种慢性传染病。人类免疫缺陷病毒主要侵犯和破坏辅助性T淋巴细胞，经过数年潜伏感染使人体细胞的免疫功能受到损害，引起发病，最后患者并发各种严重的机会性感染和肿瘤而死亡。

对于凝集素来说，评价其安全性的指标之一是其血凝性。一些药性分子虽然具有优秀的抗病毒能力，但是会使人血细胞凝集，造成机体损伤，无法作为临床药物。令人欣慰的是，红藻凝集素 G 对人血细胞等没有太大作用，也不会诱发人体产生抗体。

从碗里的食物到药盒中的药物，这些海洋藻类完成了蜕变。我们不妨大胆想象，若干年后，更多来源于海洋藻类的抗病毒药物被开发出来，困扰人类近半个世纪的获得性免疫缺陷综合征将像普通感冒一样容易治愈。

绿藻

热闹大家庭

或许你曾好奇为什么大海是蓝色的而湖泊是绿色的。取一滴湖水在显微镜下观察，往往可以看到一个个含有叶绿体的小家伙，它们是单细胞的绿藻。或许在池塘底的石头上，你曾发现有一些水藻，它们一丝丝、一缕缕，形如发丝，在水中摇曳。

无论是上文提到的单细胞的绿藻还是细丝状的丝藻，它们都属于绿藻门。绿藻门是藻类中种类最为丰富的，有 6 700 多个成员已被发现，是一个热闹的大家庭。绿藻门中的成员和许多高等植物一样具有绿色的外观，这是因为它们的细胞内都富含绿色的叶绿素，有的还含有胡萝卜素和叶黄素。明显不同于褐藻和红藻的是，绿藻通常生活在淡水中，在海水中只有少量分布。它们的形态多样，有丝状、管状、环状和网状等。绿藻的繁殖

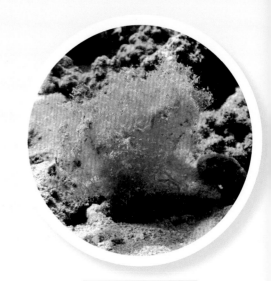

生长在低潮带岩礁上的布多藻

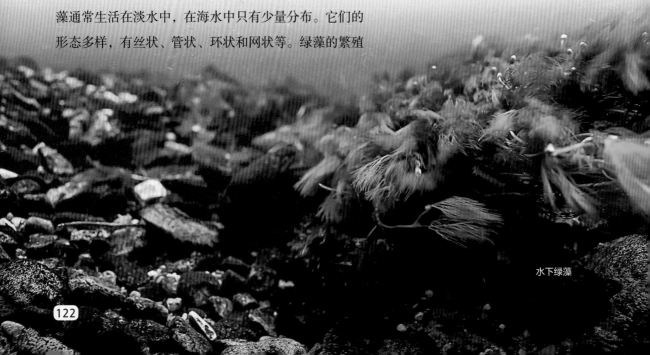

水下绿藻

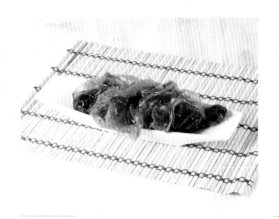

可食用的石莼

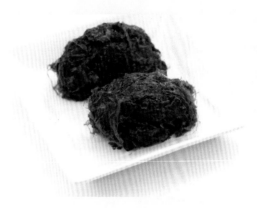

可食用的礁膜

方式也很多样，可以无性繁殖，也可以进行有性生殖。

常见的海洋绿藻包括石莼、礁膜和浒苔，它们均可食用。但是，一些绿藻在带来美味的同时，也能给人类带来麻烦。以浒苔为例，其可用于制作浒苔糕，但是浒苔耐盐，在营养丰富时繁殖快，大规模聚集时遮挡阳光，消耗水中的氧气，不利于其他海洋生物的生存，死亡腐烂后更会散发出阵阵恶臭，污染水质。

小身材，大功效

虽然绿藻没有褐藻和红藻一般较大的身材，但是它们体内的一些活性次级代谢产物在食品与医疗方面仍有着不可小觑的功效。为了与环境中其他藻类或高等植物竞争生存空间，绿藻会分泌一些毒性物质，这些物质往往具有良好的抗菌、抗肿瘤或生物拒食活性，但是也可能对人体有不同程度的毒性。从绿藻体内分离到的活性物质以萜类、酚类和脂类为主。研究人员期望在其中找到一些对病毒、肿瘤细胞或其他靶细胞具有良好抑制作用的药物分子。

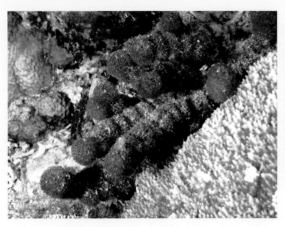

瘤枝藻

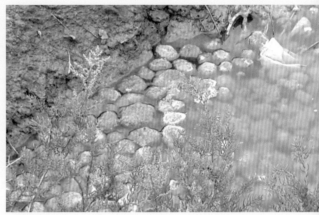

聚团刚毛藻

　　研究人员从瘤枝藻中分离得到的一种新化合物具有很强的抗真菌活性。将该化合物水解后，其细胞毒性还会显著增强。

　　绿藻通常分布在海水上层，会接触到比较充足的太阳光线和氧气，绿藻通常具有一定的抗氧化能力，因此从绿藻中能分离出一些有强抗氧化性的酚类化合物。然而遗憾的是，相对于脂类，从绿藻中分离得到的酚类物质较少，且大多缺乏活性数据。记录较为完善的，是 2007 年分离自澳大利亚海域的聚团刚毛藻的两种酚类化合物能够有效地抑制蛋白质酪氨酸磷酸酶。酚类物质一般具有强抗氧化性，而抗氧化物质对人体的益处多，最典型的为茶叶中的茶多酚。研究表明，这些多酚类物质能够减少人体内的自由基，抑制癌细胞生长和预防心血管疾病，捍卫身体健康。绿藻中还有一些有活性的硫酸多糖，例如，从石莼中分离得到的 UCS2 是一种硫酸化的寡糖，它具有明显的抗凝血活性。

　　虽然绿藻体内活性分子不少，不乏一些具有药物潜力的分子，但是，绿藻的体积较小，体内活性物质的浓度也不高，其活性往往是在被捕食后，体现在捕食它们的贝类、食藻性鱼类和浮游海洋生物身上。提取活性物质时需要大量的绿藻，野生种群的密度显然不足，这是其体内新化合物发现的重要限制因素之一。一些难以培养的特殊藻类仍难以研究。希望未来药用绿藻的养殖技术能迅速发展，让更多来自绿藻的新化合物造福人类。

令人惊喜的药物分子

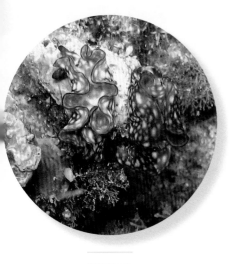

红绿海天牛

谈到来源于绿藻的药物，值得一提的便是肽类化合物卡哈拉利得 F（Kahalalide F）。这种化合物于 1991 年在夏威夷海域红绿海天牛中分离得到，抗肿瘤活性好，能够选择性地改变肿瘤细胞的溶酶体膜，阻止肿瘤细胞溶酶体正常工作，从而使肿瘤细胞非凋亡性死亡。后续研究证明，实际上，卡哈拉利得 F 来源于红绿海天牛捕食的羽藻。它曾作为抗肿瘤候选化合物进入临床试验，体现出一定的药物安全性和作用，但是由于缺乏病情好转反应，此项临床试验被迫停止了。不过，西班牙 PharmaMar 公司合成了卡哈拉利得 F 的类似物艾莉丝环肽（Elisidepsin），它对实体瘤的疗效已被证实，Ⅱ期临床试验正在进行。

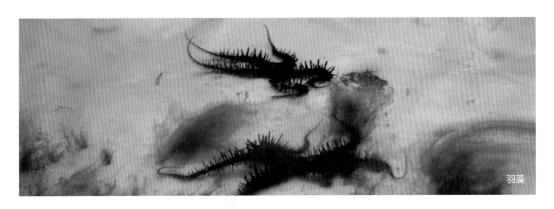

羽藻

除了卡哈拉利得 F 之外，Caulerpenyne 也是一种优秀的抑癌分子，对 8 种来源于人类的肿瘤细胞均具有抑制生长的作用。Caulerpenyne 来自杉叶蕨藻，是一种倍半萜，其对于直肠癌细胞最为敏感，抑制直肠癌细胞的作用强。以肿瘤细胞系 SK-N-SH 为实验对象，研究人员观察到，Caulerpenyne 可以诱导抑制微管的体外组装过程，使细胞体内微管系统发生重组，这可能是其能够抑制肿瘤细胞增殖的机制之一。虽然 Caulerpenyne 尚未成药，但是它为人们提供了一种对抗癌症的新的可能。

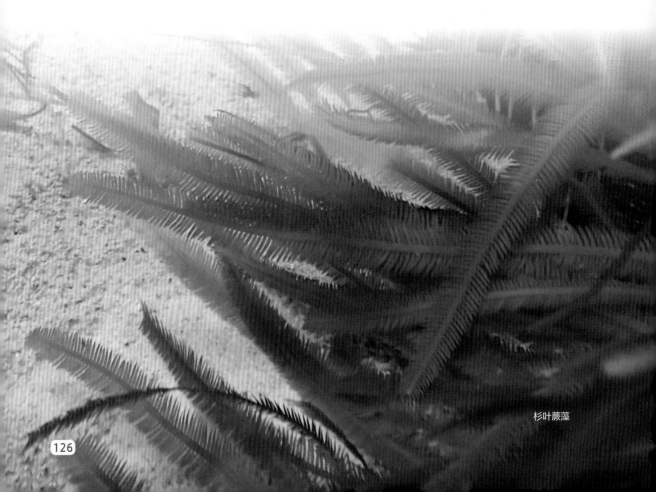

杉叶蕨藻

蓝藻

"天使"与"恶魔"

氧气并不是伴随着地球形成而出现的。30多亿年前，海洋中的蓝藻出现了，它们通过光合色素吸收太阳能，并通过光合作用产生氧气。它们的分布范围广，繁殖速度快，因此产生了大量氧气，在改变大气组成的同时，也为需氧生物的出现奠定了基础，可以说它们是地球生物进化过程中的大功臣。

从本质上讲，蓝藻是一类原核生物，一些学者把它们归为细菌类，但是，蓝藻有进行光合作用的能力，也有着藻类特征，因此，本书中将其归为藻类。

蓝藻是海洋中最早的光合放氧生物。它们通常以单细胞形式存在，部分以群体形式存在，也被称为蓝细菌或蓝绿藻。其细胞内无叶绿体，细胞

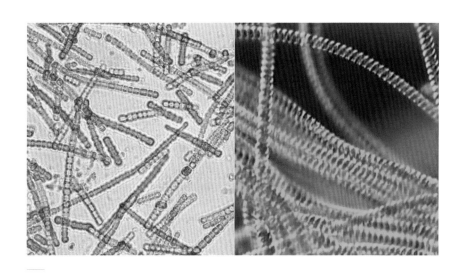

蓝藻

核无核膜包被。它们体内含有丰富的藻蓝素和叶绿素 a，所以通常呈蓝绿色，一些种类的蓝藻体内也含有藻红素。它们依靠叶绿素 a 进行光合作用，产生能量以维持自身新陈代谢。蓝藻的环境适应力强，喜热，在 30℃~35℃ 条件下生长速度尤其快。其在世界各地都有分布，主要在淡水中，海水中也有少量分布。

近年来，人类将大量含磷清洗剂和生活废水排入河流湖泊、滥用化肥，导致大量含有氮、磷的营养盐进入自然水体，使水体富营养化，为蓝藻的过度生长提供了温床。每年 6—9 月，气温升高，蓝藻的繁殖速度加快，极易暴发水华。大量蓝藻聚集，快速消耗水中的营养物质，营养物质耗尽后，它们就会死亡，然而腐烂的蓝藻细胞被降解时将消耗更多氧气，同时释放出含硫气体，导致水质恶化、水体发臭，不利于其他生物的生长。于是它们从贡献氧气的"天使"变成了危害环境的"恶魔"。

水华的治理是一个大难题，而蓝藻生长过程中代谢出的一些毒性化合物（如蓝藻毒素），不仅威胁其他生物的生存，还会危害当地居民的身体健康。我国太湖就长期遭受水华的侵害，渔业大受打击。目前，人们主要通过打捞、絮凝和生物防治等方法治理水华。

蓝藻的生存智慧

作为古老的地球居民之一，蓝藻已在地球上生存了 30 多亿年。许多物种已经被淘汰，被尘封在化石中永远留在了过去，蓝藻却依旧活跃在地球大舞台上。蓝藻有着自己的生存智慧，它们能通过自身产生的化合物与其他藻类竞争，在一次次自然选择中存活下来。

目前，从蓝藻体内发现的活性次级代谢产物以生物碱类、聚酮类、萜类和肽类为主，这些次级代谢产物通常具有显著的抗菌、抗肿瘤、抗病毒和细胞毒活性。

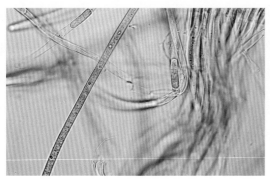

束藻

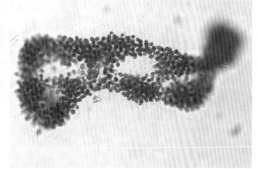

鱼害微囊藻

研究人员从束藻中分离到一种非核糖体肽，它具有抗肿瘤活性和抑制胰凝乳蛋白酶的活性，对人肺肿瘤细胞 H-460 具有特殊的细胞毒活性。鱼害微囊藻在抗病毒方面表现得极其出色，这归功于其产生的某些环肽化合物。蓝藻体内还可产生聚酮类化合物，在低浓度下即可将卤虫杀死，并且能抑制一些细菌的生长。

蓝藻体内的藻蓝素是一种蛋白质，也叫藻蓝蛋白，其光合效率不高，在光合自养生物的进化过程中逐渐被绿色色素取代。但是藻蓝素来源天然，对人体无害，必需氨基酸含量高，而且蓝藻生长较快，藻蓝素易得，所以藻蓝素被用作天然食品色素和日用品添加剂。现在市场上流通的藻蓝素主要是从螺旋藻中提取的。藻蓝素具有荧光，被用作荧光标记物，因此在生物和化学研究中发挥着示踪作用。除此之外，研究人员还发现藻蓝素能够调节机体代谢、抑制癌细胞的生长、增强人体免疫力。

药物研发的重要来源

2020 年，非洲博茨瓦纳数百头大象离奇死亡，且无偷猎者的痕迹。是谁悄无声息地夺走了这些草原大块头的生命？

经过调查，博茨瓦纳政府宣布大象因为喝了含有蓝藻毒素的水，死于蓝藻毒素中毒。这些小家伙竟有如此巨大的威力，人们无不感到讶异。在药物研究的历史上，不乏"毒素变良药"的例子。或许将来，蓝藻毒素的应用价值可被发掘出来。

钝顶螺旋藻多糖钙盐（Calcium Spirulan，Ca-SP）是一种分离自钝顶螺旋藻的硫酸多糖，具有较高的抗病毒活性。研究人员发现 Ca-SP 有抗人类免疫缺陷病毒的活性，半衰期较长，并且具有较低的抗凝血活性。此外，它还可以有效地抑制单纯疱疹病毒 1 型。出乎意料的是，Ca-SP 对巨细胞病毒复制也有抑制作用。因此，这种化合物不但在治疗人类免疫缺陷病毒 1 型感染方面，而且在治疗单纯疱疹病毒 1 型和巨细胞病毒感染方面具有很好的前景，这对于容易感染这些病毒的获得性免疫缺陷综合征患者是一个好消息。但是 Ca-SP 的抗病毒机制尚不明确，研究人员推测 Ca-SP 可能通过干扰病毒复制的早期阶段来起作用。

蓝藻抗病毒蛋白 N 是蓝藻分泌的一种抗病毒活性蛋白，由 101 个氨基酸构成，能够有效地与病毒表面衣壳蛋白上的糖类物质结合，从而阻断病毒与宿主细胞的识别和融合过程。1997 年，蓝藻抗病毒蛋白 N 被美国国家癌症研究所发现。它在较低浓度下能够灭活人类免疫缺陷病毒，在高浓度下也不会对正常细胞造成损伤。由此，蓝藻抗病毒蛋白 N 受到了研究人员的关注。随后又有研究人员发现蓝藻抗病毒蛋白 N 对于单纯疱疹病毒、埃博拉病毒、A 型流感病毒和 B 型流感病毒都表现出优秀的结合效率。

蓝藻抗病毒蛋白 N 的这些价值是研究人员花费数年一步步挖掘出来的，如果想要将其运用于临床，还有更多的工作要做。造福人类的新药是来之不易的。蓝藻种类众多，还有很多未知的惊喜在等着我们。

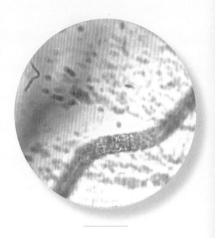

钝顶螺旋藻

小链接

半衰期

药物在血浆中最高浓度降低一半所需的时间，反映药物在体内的消除速度。

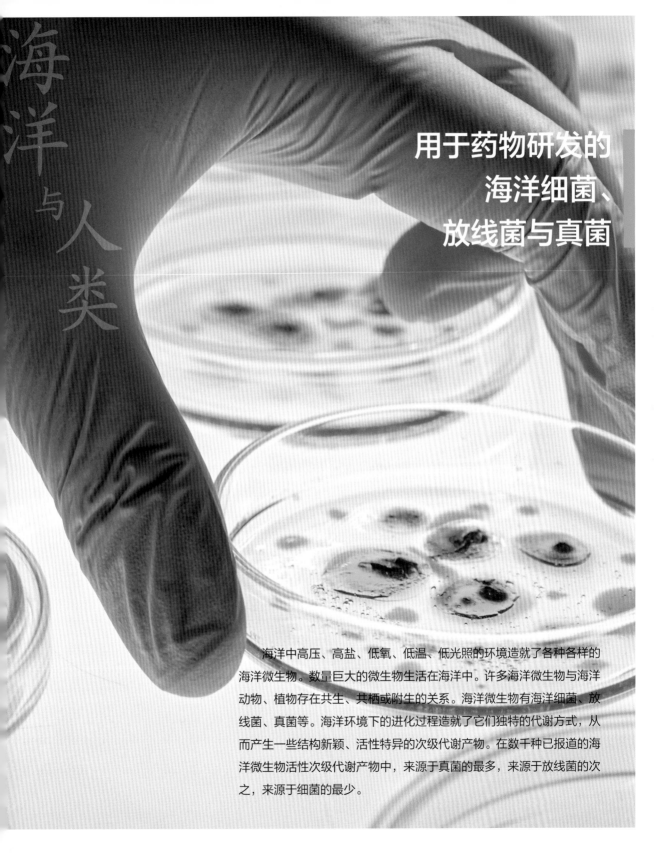

用于药物研发的海洋细菌、放线菌与真菌

海洋中高压、高盐、低氧、低温、低光照的环境造就了各种各样的海洋微生物。数量巨大的微生物生活在海洋中。许多海洋微生物与海洋动物、植物存在共生、共栖或附生的关系。海洋微生物有海洋细菌、放线菌、真菌等。海洋环境下的进化过程造就了它们独特的代谢方式，从而产生一些结构新颖、活性特异的次级代谢产物。在数千种已报道的海洋微生物活性次级代谢产物中，来源于真菌的最多，来源于放线菌的次之，来源于细菌的最少。

海洋细菌

无处不在的清道夫

海洋细菌的大小通常在 1 微米以下，别说肉眼，在一般的显微镜下都很难看到。为了研究它们，研究人员需要从海水中将它们分离和纯化。已经分离到的微生物可能不到自然界总量的 5%，在海洋微生物中这个比例更低，可能仅占 0.1%。分离某种细菌需要根据该细菌对营养、温度、酸碱度、氧气等的需求，提供适宜的培养条件。有时还需要加入某些抑制剂或采用选择性培养基，造成只利于目标菌株生长，而不利于其他菌株生长的环境，再进一步分离、纯化，得到单一菌株。

海洋细菌的数量庞大。除了少数依靠光能和化学能合成生长所需有机物的自养细菌外，绝大多数海洋细菌是生态系统中的分解者，它们能以几乎一切有机物为食：食物残渣、动物的粪便、虾和蟹的壳以及其他生物的尸体乃至海底的石油等。它们广泛存在于海洋中的各个角落：幽暗深邃的海沟中，高温、高压的热泉旁，错综复杂的礁石中，各种海洋生物的体表和体内……它们能降解其他生物产生的有机废物，并将其中的蛋白质等有机大分子转化成水、二氧化碳等简单的小分子。总的说来，它们参与了海洋中碳、氮、硫、磷等元素的循环，是生态系统中不可或缺的角色。

可生存于极端环境

不管是海洋起源的细菌种类，还是发源于陆地但后来适应了海洋生活的细菌，想要在独特的海洋环境中生存，必须具备特殊

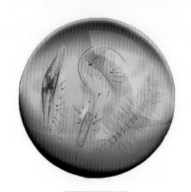

海水中的微生物

海底热泉

海底热泉是指从海底岩石裂隙喷涌出的热水泉。热水喷出时就像冒烟的烟囱一样。海底热泉的水温很高，一般有 300℃ 左右，大西洋的大洋中脊裂谷底的热泉水温最高可达 400℃。

共生

共生是指两种生物共同生活在一起，或两种生物中，一种生物由于不能独立生存而与另一种生物共同生活在一起，或一种生物生活于另一种生物体内，各能获得一定利益的现象。

共栖

共栖是指两种都能独立生存的生物以一定的关系生活在一起的现象。

寄生

寄生是一种生物生活于另一种生物的体内或体表，并从后者摄取营养以维持生活的现象。前者称"寄生物"，后者称"宿主"。

的生理性状和遗传背景，或产生生理或代谢系统的适应性。除了漂浮在海水中以及生活在海底沉积层中的细菌，绝大多数海洋细菌与其他海洋生物存在共生、共栖、寄生等关系。从寄生关系来说，一方面，海洋细菌从宿主处获取营养物质，另一方面，它们能产生抗生素、毒素等利于宿主生存或增强宿主抵御能力的物质。

海洋细菌能在各种各样的不利条件下存活，往往具有一些罕见的奇特能力。研究人员尤其关注它们的这些能力，并致力于解析和利用这些能力，为人类的生产、生活提供便利。

海洋细菌的来源有海水、沉积物等。海洋细菌中有一些能生存繁衍于独特极端环境的种类。研究极端

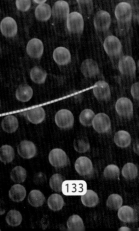

环境中的海洋微生物具有重要意义：可以开发新的微生物资源，包括独特的基因资源；为微生物生理、遗传和分类等学科提供新的课题和材料；为生物进化、生命起源的研究提供新的佐证材料。

　　海底热泉附近的水温高，生活在那里的嗜热菌可以用来进行高温发酵，在避免污染的同时提高发酵效率。从它们体内可以得到耐高温 DNA 聚合酶，而 DNA 聚合酶正是 DNA 体外扩增技术的核心，为如今广泛使用的用于核酸检测以及嫌疑人比对、亲子鉴定的聚合酶链反应技术提供了分子基础。从深海分离出的嗜冷嗜压菌能在 0℃~5℃ 的环境下生长繁殖，它们体内的酶能在较低的温度下发挥作用，因此可以用于研发洗涤剂。正是海洋细菌的物种多样性以及它们生存环境的独特性，使得它们成为海洋生物活性物质的研究热点之一。

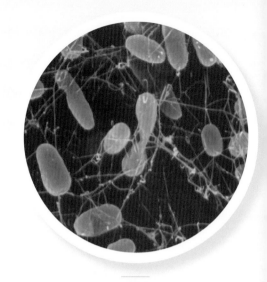

嗜热菌

海洋细菌的次级代谢产物

　　海洋细菌不像动物和植物那样拥有特化的组织和器官，因此它们的运动、捕食以及自我保护的能力要弱得多。为了更好地生存，它们往往会产生一些对其他生物有抑制或驱散作用的活性物质。

　　与生物从外界吸收营养物质，通过分解代谢和合成代谢来维持生命活动所产生的初级代谢产物不同，这些活性

小链接

DNA 聚合酶

　　以一条 DNA 链作为模板合成一条新的 DNA 链时所需要的酶为 DNA 聚合酶。

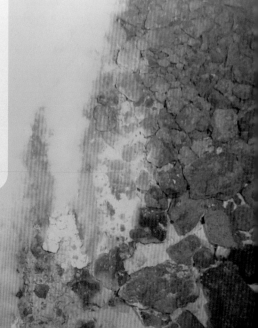

物质往往不是细菌生长繁殖的必需物质，甚至没有明确的生理功能，但是它们仍然对细菌的生存至关重要，被称为次级代谢产物。近10年来，海洋细菌的次级代谢产物中许多新颖、特异的生物活性物质被发现，有抗菌、抗病毒、抗肿瘤、抗炎、抗过敏化合物，还有酶类、生物毒素、镇痛剂等，其中很大一部分是海洋细菌所特有的。

从海洋细菌中发现的次级代谢产物结构多样，包括大环内酯类、肽类、生物碱类及其他结构类型的化合物。美国斯克里普斯海洋研究所的菲尼卡尔研究小组对从海洋中获得的细菌进行了活性筛选，从来自加利福尼亚海域水深1 000米处的沉积物样品中分离出一株革兰氏阳性菌C-237，从其发酵液中分离出一系列具有抗病毒活性和细胞毒活性的新化合物。其中，一种大环内酯类化合物具有抑制小鼠黑色素瘤细胞以及多种病毒的活性。

日本研究人员从来源于冈田软海绵的交替单胞菌的发酵液中分离得到一种内酰胺类化合物，它对小鼠白血病细胞、小鼠淋巴细胞白血病细胞和人鼻咽癌细胞显示出细胞毒活性。有趣的是，后来其他研究人员从海洋链霉菌中分离出一种大环内酰胺类化合物。这种化合物与前面所讲的内酰胺类化合物具有相似的结构，能抑制嗜中性粒细胞超氧化负离子的产生。这表明海洋中不同种类的菌可具有相似的生物合成能力。

研究人员从来源于深海沉积物的革兰氏阳性菌中分离得到了两种内酰亚胺类化合物。它们同样具有细胞毒活性和抗病毒活性。这两种化合物的结构中都含有罕见的环化赖氨酸，与以往报道的海绵中的活性物质一致，暗示着一些海绵的代谢产物可能来源于与其共生的细菌。

从不同的海洋细菌中可以得到多种结构独特的环肽类抗菌化合物。加利福尼亚大学圣芭芭拉分校巴特勒研究小组从开放海域中采集到的藤黄紫交替单胞菌的培养液中分离出两种环肽化合物。其中，一种化合物对三价铁离子具有很强的亲和力，是一种铁离子传导剂，而另一种化合物对铁的亲和力相对较低。铁离子传导剂是一种由微生物分泌的对铁离子有极强亲

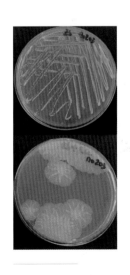

交替单胞菌培养

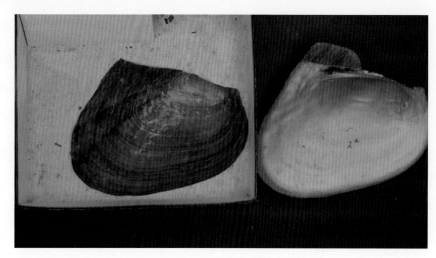

褶纹冠蚌的壳

和能力的化合物。在海洋表层水体中，铁离子浓度较低，刺激海洋细菌产生更多、更强的铁离子传导剂，以便摄取自身生长所需的铁离子。这类化合物能根据对铁的需求，与细胞膜外的蛋白受体相结合，促使细胞外的铁离子转运到细胞内，其分泌条件受到外界环境的影响，在铁离子较高的环境中受到抑制。

日本研究人员从石狩湾采集的褶纹冠蚌中分离出黄杆菌，并从发酵液中分离得到两种神经酰胺类化合物，它们都对 DNA 聚合酶 α 显示出抑制活性。

多种海洋微生物具有可发酵、可再生等优势，开发海洋微生物资源，从中获得结构特异、高效低毒的生物活性代谢产物具有重要意义，日益被国内外专家学者所重视。

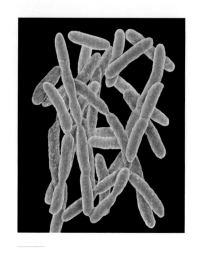

黄杆菌

海洋放线菌

是真菌还是细菌？

　　放线菌因其菌落呈放射状而得名。19 世纪末，致病的放线菌被人们当作一类真菌。放线菌和其他细菌的主要区别在于一般能形成有分枝的菌丝或比较发达的菌丝体，因此被认为是介于真菌和细菌（接近于细菌）的微生物。随着近现代生物技术的发展，研究人员发现放线菌其实是一类原核生物。

　　放线菌有一个突出的特性：能产生大量、种类繁多的抗生素。因此，放线菌受到学界普遍重视，近年来，其分类研究得以迅速发展，其中最为突出的就是链霉菌。链霉菌是最高等的放线菌。链霉菌属是原核生物中物种数量非常多的一个属，目前鉴定并发表的链霉菌超过 700 种。

　　海洋来源的链霉菌主要分布于海水、海底沉积物、海洋生物表面和体内。由于生活在高压、高盐、低温、寡营养的独特生境中，海洋链霉菌形成了独特而复杂的代谢途径，其次级代谢产物无论在结构类型还是生物活性方面都与陆生放线菌的次级代谢产物大相径庭。

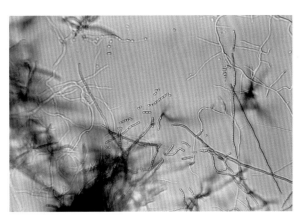

链霉菌

新型抗生素的宝库

链霉菌是已知放线菌中最庞大的族群，生产了多种抗生素，如著名的放线菌素、链霉素、四环素等。20世纪 50 年代以来，研究人员对陆地来源的放线菌进行了广泛的研究和筛选，获得了许多重要的抗生素、抗肿瘤药物和免疫抑制剂等。

但是对抗生素的滥用，导致细菌的耐药性迅速增强，继而陆续出现被称为"超级细菌"的多种耐药菌，如耐甲氧西林金黄色葡萄球菌，它们对绝大多数抗生素不再敏感。因此，新型抗生素的研发工作迫在眉睫。

随着越来越多的新生物活性物质被发现，近年来，在药物筛选方面，陆生链霉菌的吸引力逐渐下降。因为

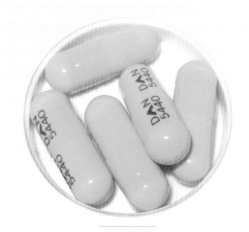

多西环素胶囊

小链接

耐药性

耐药性是指病原体对药物的敏感性下降甚至消失的现象。一旦产生耐药菌株，会使对其造成的感染的治疗变得十分困难，给患者带来危害，甚至可能危及生命。

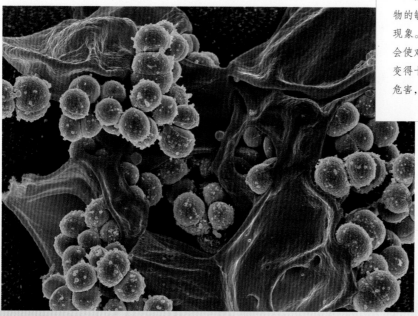

耐甲氧西林金黄色葡萄球菌
（黄色为耐甲氧西林金黄色葡萄球菌，红色为死亡的人类白细胞）

海洋环境特殊而又复杂，所以在海洋中生存的生物形成了复杂的生理结构。从海洋环境中分离出来的链霉菌因其次级代谢产物结构多样、生物活性独特而受到广泛关注。

它们是新的次级代谢产物的高效生产者。这些次级代谢产物具有抗细菌、抗真菌、抗寄生虫、抗疟疾、抗病毒、抗肿瘤、抗炎、抗氧化、细胞毒、细胞抑制等生物活性。随着这些生物活性物质不断被发现，在化学成分、结构特点、调控机制等方面进一步研究与开发，将有更多治疗人类疾病的方法问世。海洋放线菌抗菌活性物质的研究与开发，将有助于发现新型抗生素。

生物活性物质丰富

作为最高级的放线菌，链霉菌有着丰富多样的次级代谢途径，能产生功能各异的活性物质。自 20 世纪 70 年代初对海洋链霉菌的活性次级代谢产物进行探索以来，研究人员已经筛选出了大量新化合物。这些化合物多数来源于海洋沉积物中的链霉菌或与珊瑚、海绵等海洋生物共附生的链霉菌，具有产量低但活性强的特点。

海洋链霉菌生产的活性次级代谢产物有大环内酯类、环肽类、生物碱类、醌类、酰胺类、糖苷类等。

从海洋链霉菌中发现并分离到的生物碱类化合物的活性主要集中在细胞毒和抗菌活性方面。部分生物碱类化合物还具有抗疟疾、抗人类免疫缺陷病毒、抗甲型 H1N1 流行性感冒病毒、酶抑制等活性。

从海洋链霉菌中分离的醌类化合物表现出较强的止血、止泻、抗菌和抗肿瘤等生物活性。

日本东京微生物化学研究所的冈见吉郎课题组是早期研究海洋放线菌次级代谢产物的代表。这个课题组的研究人员在 1975 年从海湾沉积物中

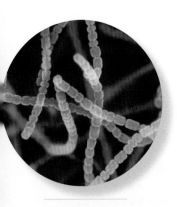

灰色链霉菌彩色增强
扫描电子显微照片

分离出一种钦氏菌属放线菌，并从其次级代谢产物中分离得到一种醌类化合物，这是已有文献报道的第一个从海洋放线菌中分离鉴定的新化合物。不仅如此，他们研究发现，在培养基中加入粉碎的海藻后，放线菌才能产生抗生素活性，而在传统的人工培养基中培养，放线菌不产生抗生素活性，这意味着许多海洋链霉菌只有在类似于海洋环境的营养条件下才会产生特殊的生物活性物质。这启发了研究人员在培养野生环境来源的链霉菌时，要模拟其自然生长环境或者制造一定的生存阻力才能促进它们产生具有独特活性的次级代谢产物。

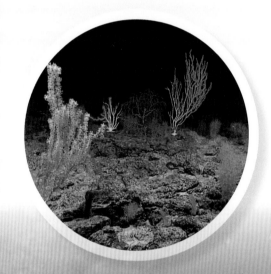

一种深海环境

　　未来对海洋链霉菌活性次级代谢产物的发掘，可能有几个不同的方向：一是从远海、深海、海底火山和海底热泉附近等特殊环境中采样，以分离新的链霉菌。这些特殊环境下的链霉菌可能具有独特的生存机制和遗传

海底火山喷发

特性，可能产生功能独特的活性物质，为开发创新药物、生物农药等提供资源。二是改进发酵策略，采用不同的培养条件和筛选策略定向寻找能产生某类化合物的菌株。三是利用分子生物学和生物信息学手段，通过基因编辑技术和基因组挖掘技术克服传统发酵手段的局限性，直接定向增强目标代谢产物的表达。

海洋链霉菌中的生物活性化合物具有独特的化学结构，可能是合成新药物的基础。未来对海洋来源链霉菌合成的新型生物活性化合物的需求量将越来越大。对海洋链霉菌的探索与开发，不仅提高了研究人员对海洋链霉菌多样性的认识，还获得了多种新的生物活性物质。

上市药物及候选药物

利福霉素是来源于海洋放线菌的抗菌药物，于 1968 年在意大利上市，1971 年被美国食品药品监督管理局批准上市。这类药物对革兰氏阳性球菌和结核分枝杆菌都有很强的抗菌作用，对耐药金黄色葡萄球菌有较强的作用。

在海洋药物的研发史上，Salinosporamide A（Marizomib，马里佐米）是一个备受关注的化合物。2003 年，美国斯克里普斯海洋研究所的菲尼卡尔和詹森从海洋沉积物中的盐胞菌属菌株中分离得到了化合物 Salinosporamide A。它有着较高的抗肿瘤活性，给血液系统恶性肿瘤的治疗带来希望。它已被美国食品药品监督管理局批准作为治疗多发性骨髓瘤的罕用药进入临床研究，处于Ⅲ期临床试验阶段。

海洋真菌

海里有真菌吗?

真菌是种类繁复、数量庞大的生物类群。它们有完整的细胞结构，含有线粒体而不含叶绿体，属于化能有机异养生物。许多真菌在自然界中扮演着分解者的角色，它们以动植物残体、排泄物中的有机物质为生命活动能源，并把复杂的有机物逐步分解为简单的无机物，增强土壤肥力，避免环境污染。

真菌在自然界中的分布十分广泛，一部分生活在陆地的土壤中、腐烂的植物残体中、动植物体表或体内，一部分生活在海洋中。海洋中是切切实实存在真菌的。由于目前很少的海洋真菌可被分离培养，实际的种类和数量必然要比报道的多。

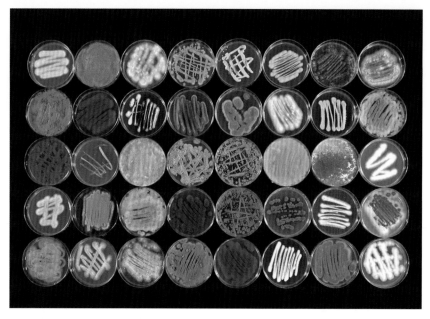

菌落形态多样的海洋真菌

海洋真菌都在哪儿？

海洋真菌是指能在海水中生长繁殖、又能在海水培养基中良好生长的真菌，包括只能在海洋环境中生长繁殖的专性海洋真菌和能在陆地土壤、淡水和海洋环境中生活的兼性海洋真菌。

海洋真菌广泛分布于海洋环境中，从浅海沙滩到深海沉积物中都有它们的踪迹。大多数海洋真菌固定在某种"基座"上生活，只有少数真菌自由生活。根据它们的栖生习性，可以将海洋真菌分为几类。

木生真菌：它们能高效地分解海洋中的木材和其他纤维物质，是数量最多的一类高等海洋真菌。木头在海岸和深海区都普遍存在，因此木生真菌也是高等海洋真菌中分布最广的。

寄生藻体真菌：以子囊菌类居多。它们往往寄生在海藻上，而且多数寄生在褐藻和红藻上，只有少数几种寄生在绿藻上。这种寄生常常会导致藻类生病。

红树林真菌：栖息在红树林的真菌主要是腐生菌，其中有半知菌类20余种，子囊菌类约20种，担子菌类很少。浸泡在海水中的树干、枝条和根部易被真菌侵入造成腐烂，而埋在泥土中的根部则不易受侵害。在红树林植物组织的内部也生长着一些真菌，被称为内生菌。它们生长在健康植物组织的内部，不会引起植物的病症，和植物间保持着健康的共生关系。海洋植物内生菌是新的生物活性物质的主要来源。

海草真菌：海草是生长于温带、热带海域沿岸浅水中的被子植物。海草真菌种类不多，但能引起严重的海草疾病。例如，网黏菌能引起海草细胞光合作用结构解体，使北大西洋、太平洋沿岸的海草严重感染。

寄生动物体真菌：这类真菌能寄生在海洋动物的体表、肠道等，分解动物体内的纤维素、甲壳素、蛋白质和碳酸钙等成分。低等海洋真菌能引

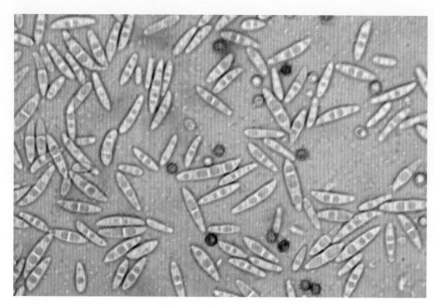

镰刀菌

发海洋鱼类和无脊椎动物的疾病。例如，部分链壶菌、镰刀菌是养殖对虾真菌病的病原菌。

　　海洋真菌作为海洋微生物的重要组成部分，拥有复杂的遗传背景。它们产生的次级代谢产物不但活性好，而且产量高，因此在降解石油、发现药物先导化合物以及保护海洋环境等方面意义重大。

小身材，大能量

　　海洋真菌天然产物的研究始于 1945 年。当时，牛津大学的亚伯拉罕等人从排污口附近海水中分离到一株顶头孢菌，在 1953 年，分离并鉴定了抗菌化合物——头孢菌素 N，两年后又分离了抗菌化合物——头孢菌素 C。头孢菌素 C 作为原形药物上市没能获得美国食品药品监督管理局的批准，而是于 1965 年以半合成的形式被投放到市场。后来发展起来的头孢菌素类化合物已经成为青霉素之后的著名抗生素，在治疗细菌感染时经常使用。

随着研究的深入，研究人员发现海洋真菌的代谢产物具有与以往研究的微生物代谢产物截然不同的性质，活性好、产量高、结构新颖。近年来，海洋真菌天然产物已成为研究热点。

从海洋真菌中分离得到的主要次级代谢产物有萜类、生物碱、醌类、内酯类、肽类等化合物，并且以含氮类化合物和聚酮类化合物为主。这些化合物大多具有抗菌、抗肿瘤、抗病毒等活性。

内酯类抗生素是抗生素中最常见的一类。海洋真菌能产生结构奇特的大环内酯，并且这些化合物含有卤素，大多具有强烈的生物活性，如抗肿瘤和抗菌活性等。美国韦思 – 艾尔斯特研究组启动了一个重大研究项目，想要探寻海洋微生物药物的开发潜力。随后他们从炭团菌中发现了抗真菌化合物 15G256γ。这是一种新型的环酯肽类化合物，能抑制真菌细胞壁的合成。

在研究过程中还有许多有趣的发现。例如，先前在两种陆生真菌中获得的化合物，在一种海洋真菌中也分离得到了，这说明次级代谢产物并不具有种属特异性，不同种的真菌能产生完全相同的化合物。很有可能是因为这种化合物能为真菌的生存提供某些帮助，使得真菌存活下来并在不同

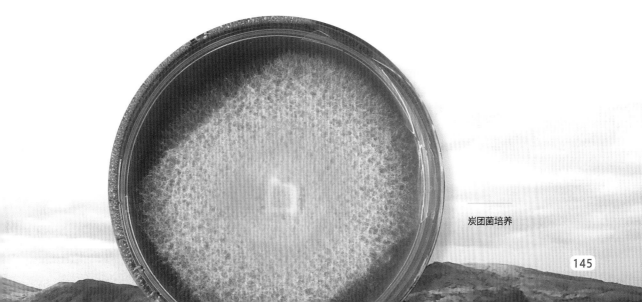

炭团菌培养

的环境下逐渐演化成不同的物种。另外，去除培养基中的海水之后，这种化合物的产量提高到原来的 100 倍以上，说明化合物并不一定要在与生产菌的生存环境完全相同的条件下才有最大产量。

海洋真菌来源的醌类化合物大多具有抗肿瘤、抗氧化等生物活性。美国艾奥瓦大学格洛尔课题组是最先对海洋和河口真菌进行研究的课题组。1989 年，他们研究了一种专性海洋真菌——小球腔菌。这种真菌属于耐盐子囊菌，从一种生长在海边的海草中得到。这种真菌常常寄生于沼泽地植物茎的底部。研究人员从这种真菌中分离得到一种萘醌类化合物，并研究了它的结构和生物学活性，通过活性筛选，发现这种化合物能抑制配体结合到多巴胺选择性受体上。

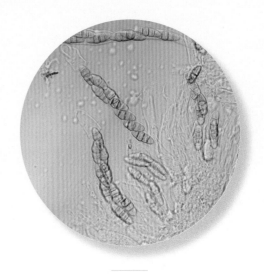

小球腔菌

综上所述，海洋真菌中蕴含着多种结构新颖、生物活性显著的次级代谢产物。真菌资源具有可持续、成本低、易保藏的特点，是药物先导化合物的重要来源。由于不同海洋环境中的同种真菌也会出现不同的亚种，其次级代谢产物更是种类繁多，目前为我们所利用的只是沧海一粟。因此，积极开展对各种海洋真菌活性次级代谢产物的研究，既对药物先导化合物的发现和筛选及新药来源问题的解决具有积极意义，又为相关次级代谢产物生态学功能的阐明、海洋药用生物资源的保护和可持续发展提供参考。

　　海洋浩渺无垠，蕴藏着无数秘密。即便是在科学技术已如此发达的今天，人类对于海洋的认识依旧有限，依然有许多未知。但是仅凭这有限的开发与利用便已经给千千万万的患者带来了福音，使他们切切实实地免受病痛的折磨。

　　人类对于海洋的探索永远不会停止。如今海洋药物的科研工作已经延伸到了海洋的更深和更远处。随着近些年"蛟龙"号不断创造新的下潜记录，丰富多样的深海样品被采集，曾经神秘的深海景貌在我们的眼前愈发清晰。

　　几十年来，人类已经从海洋中发现了多个新药。我们有理由相信深海中隐藏着更加丰富的资源，这是新的机遇，也是新的挑战。如何更加科学、合理地利用这些深海资源并从中发掘良药是摆在海洋药物工作者面前的问题。

　　近年来，"蓝色药库"计划在国家的大力支持下稳步推进，我国的海洋生物医药产业正处在良好的发展时机，包含原创性的海洋新药、海洋医疗器械、医用辅料等在内的海洋生物医药特色大健康产业正蓬勃发展。为了我们以及子子孙孙的健康，为了人类的可持续发展，期待我们能够更好地认识海洋，开发海洋药物。

图书在版编目（ＣＩＰ）数据

海洋药物觅踪 / 于广利主编. -- 青岛 : 中国海洋
大学出版社, 2024. 12. -- ("海洋与人类" 科普丛书 /
吴立新总主编). -- ISBN 978-7-5670-3795-3

Ⅰ. R282.77

中国国家版本馆 CIP 数据核字第 2024NR1082 号

书　　名　海洋药物觅踪
　　　　　HAIYANG YAOWU MIZONG
出版发行　中国海洋大学出版社
社　　址　青岛市香港东路23号　　　　　　　　邮政编码　266071
出 版 人　刘文菁
网　　址　http://pub.ouc.edu.cn
订购电话　0532-82032573（传真）
项目统筹　孙玉苗
文稿编撰　李　昊
图片统筹　王　慧　陈　龙
责任编辑　王　慧　　　　　　　　　　　　　电　　话　0532-85901092
照　　排　青岛光合时代传媒有限公司
印　　制　青岛海蓝印刷有限责任公司
版　　次　2024年12月第1版
印　　次　2024年12月第1次印刷
成品尺寸　185 mm × 225 mm
印　　张　9.75
字　　数　165千
印　　数　1～3 000
定　　价　69.80元

如发现印装质量问题，请致电13335059885，由印刷厂负责调换。